人類史上、最もカンタンな〝健康法〟

「機能姿勢」に気づく本

三軸自在の会
池上悟朗

たった数ミリ動くだけで楽になり、見える世界が変わる!

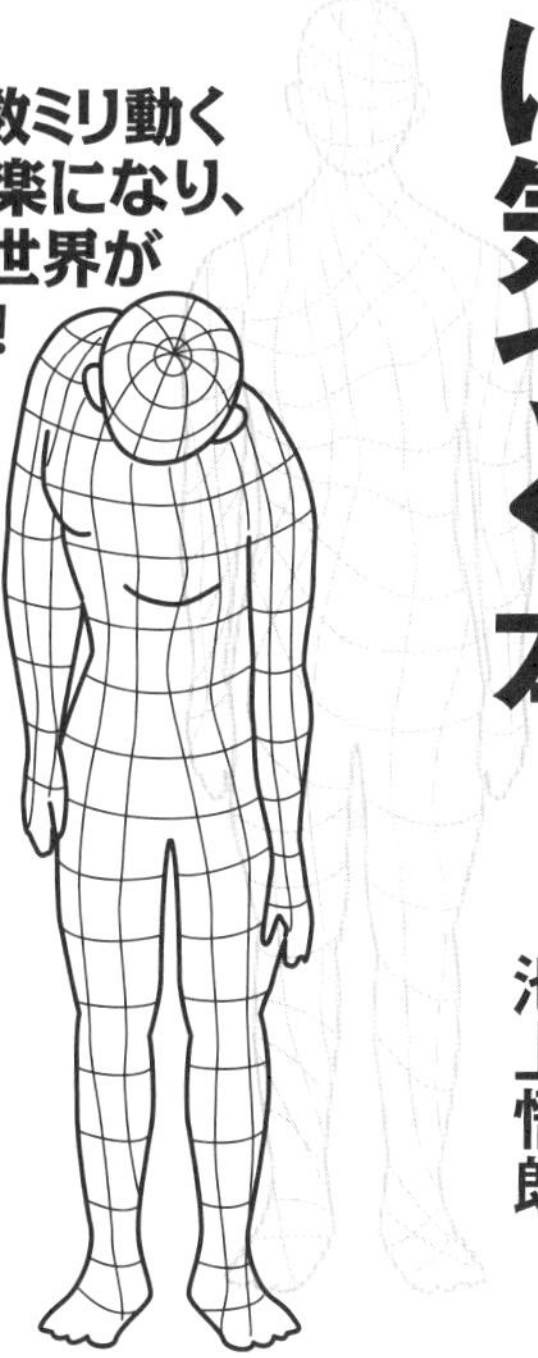

BABジャパン

□はじめに

「三軸修正法」創案者　池上六朗

視点が違えば、世の中は全く違って見える

あなたは、時々でも空を見る機会はありますか？　地元、信州の田舎でも最近は随分星が見えにくくなりました。青春時代、天空の星々は航海士の私には毎晩素敵に見えたものです。ランダムに並んでいる星を見るには、星座のような手がかりが必要です。しかし、そのような既存の知識を身につけてしまうと、反対に自分独自の見方をすることは難しくなるものです。

三軸修正法を開発した私は、この本の筆者である長男の悟朗と同じく、富山の商船学校を出ています。それは世界航路の大型船の船長を養成する学校です。航海士は、地球が球形であるという事実、その地球が自転をしながら太陽の周りを回っている事実、月という巨大な衛星を従えている特殊な環境だということを毎日実感していますから、自ずと陸上に住んでいる人とものを見る視点が違ってきます。

人間から見ると、地球の重力はちょうど良いといえます。いや、私たちがこの重力に合うようにできているのかもしれないと思った時、既にものの見方は変わっています。

はじめに

視点をほんの少し変えるだけで、世の中は全く違うものに見えるのです。

著者と私は25年の隔たりがあるものの、二人とも日本丸、海王丸という帆船でハワイを往復し、その後大型船で世界を一周した経験があります。その大きな視点から人の身体を見ると、医療者を含め、一般の人が見落としていることに気づくことがあります。

例えば、揺れる船の上で快適に立つ立ち方と同じように、誰もが動いている地球と関わりながら立っているように見えるのです。三軸修正法は、そのような視点でダイナミックに変化し続けながら人が機能することはどういうことかを考えています。

日本人の、規範に合わせて生きる文化、良い姿勢という架空の姿勢が健康に良いという文化の中で生きていると、快適な姿勢（腰を曲げたり、肩を落とした楽な姿勢）と、良い姿勢（左右対称、まっすぐ、頭の中で理想を想像できても現実にはない姿勢）の違いのために具合が悪いという考え方が生まれます。これは三軸修正法独特のものです。

長年の研究の結果、自分が楽で機能できる姿勢と社会通念上の良い姿勢とのギャップを埋める方法は、たくさん生まれました。本書では、その最も基本になる「機能できる姿勢＝機能姿勢」について詳しく書かれています。本書の内容が体得できると、あなたは今までよりずっと楽に生きられるのです。

Contents

第2章 三軸修正法の核心「機能姿勢」……63

1

「機能姿勢」とは？

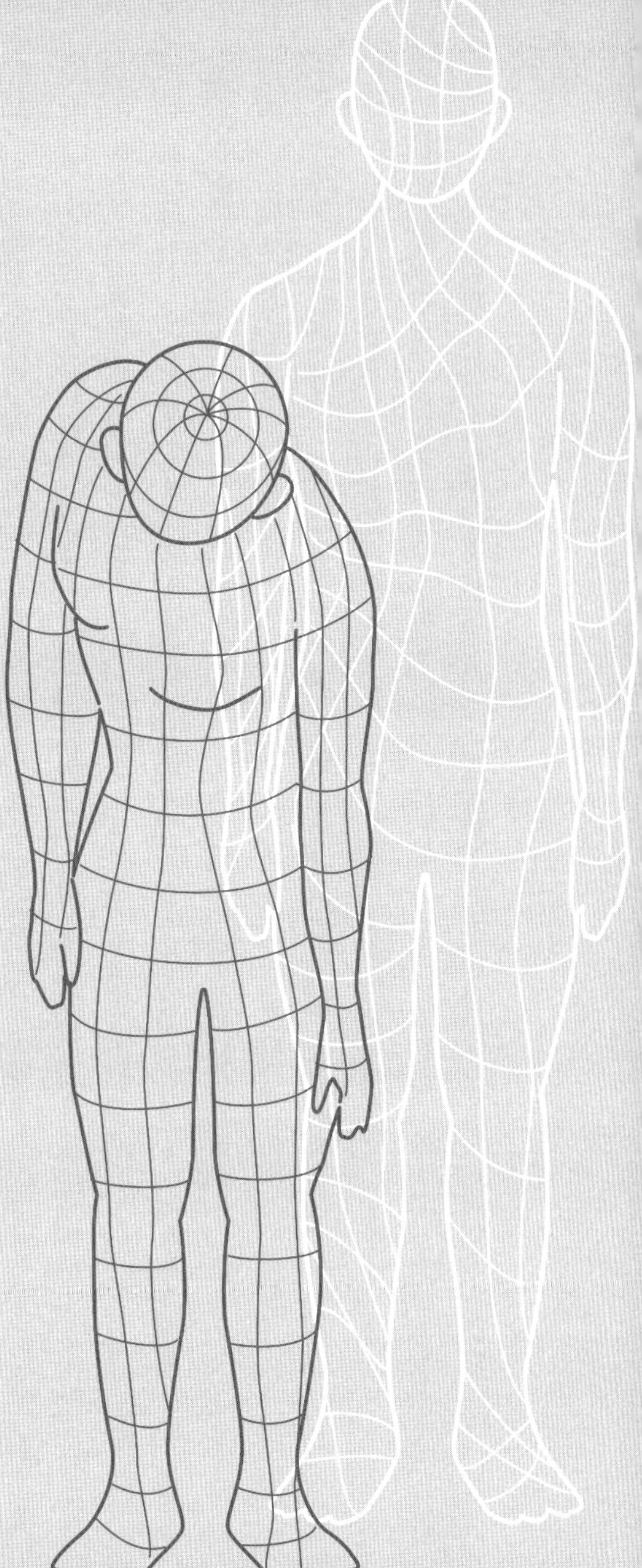

あなたは自分で健康になる能力を持っている

あなたが今手にしている本には、健康に関する大きな秘密が詰まっています。今からお話しするのは確かに「健康法」の一種なのですが、実は世界で一番動きの小さな健康法です。

この健康法の効果は、充分に他の健康法と肩を並べる実力を持っています。しかも大きな特徴として、一回実行するのに、たった数秒しか時間が掛からないのです。非常にコンパクトなのでいつでもどこでも使えて、きっと生活の質をぐんと高めてくれることでしょう。何しろ時間が数秒しか要らないので、一日に何百回でもできるのです。

こんな不思議な健康法なのですが、実はこれをあなたはずっと前から使っているのです。あなたはこの健康法の存在をすっかり忘れてしまっていますし、すべての人も当たり前のように使っているのに、一度も注目したことがないのです。

この健康法を使う度、数秒間のうちに安心感が増し、健康に関しての自信を深めていくでしょう。あなたはこの不思議な健康法を、本書によって意識し、思い出すだけで良いのです。

この不思議な健康法には名前があります。三軸修正法というコンセプトから生まれた、最も小さくて最も偉大なこの健康法を「機能姿勢」と呼びます。

この「機能姿勢」を実行するのに、苦しい訓練は一切必要ありません。「機能姿勢」が意識的にできるようになれば、自然に次のようなことに気づくでしょう。

「もともと私は、自分で健康になり、健康を維持できる完璧な能力があり、その能力はこんなに近くにある」

ここにあるのに忘れ去られた「機能姿勢」

体と心の健康度は、「機能姿勢」を一度実行する度に少しずつ、しかし確実に上がっていきます。あなたは、この健康法を実行する回数を意識的に増やせば良いのです。ところが、生まれた時から毎日この「機能姿勢」を使っているにも関わらず、あなたはその存在をきれいさっぱり忘れてしまっているので、多少練習しないとできないかもしれません。しかし、このように価値がありながら忘れられていることは他にもたくさんあります。

わかりやすい例を挙げましょう。

あなたは毎日ご飯を食べる時、どうやって左手でお茶碗を動かして食べているか意識したことがあるでしょうか。右手と箸には時々意識が向きますが、左手が何をしているのかに注意を向けたことはないかもしれません。

私は小学生の頃、大病をして左半身が麻痺し、リハビリのために左手で箸を使ってご飯を食べていました。その時、左手は箸を持つ動きにすぐに慣れました。しかし、反対の右手はいつまでたっても箸を持つ左手に協力することが上手くなりませんでした。その時初めて、ご飯を食べるのに大事なのは、実は普段お茶碗を持っている左手の動きの方なのだと気づいたのです。

これからお話ししたい「機能姿勢」は、まさにこのお茶碗を持つ手です。私たちは誰でも普段から「機能姿勢」を使っていて、快適に生きるための大事な「健康法」を無意識に実践していながら、すっかりその存在を忘れてしまっているのです。それを思い出す過程が非常に楽しいので、ぜひ私と一緒に能力を取り戻す道を歩き始めていただきたいのです。

それでは早速、あなたが忘れている名脇役、「機能姿勢」を紹介します。まず、最初にこの特別な健康法の特徴についてお話ししましょう。

「機能姿勢」という健康法の特徴

①「機能姿勢」は、きわめて動きの小さい健康法です。
②「機能姿勢」は、わずか数秒でできる健康法です。
③「機能姿勢」は、すぐに効果が確かめられる健康法です。

④「機能姿勢」は、広く誰にでも、寝たままでもできる健康法です。
⑤「機能姿勢」は、広い応用範囲を持つ健康法です。

いかがでしょうか。こんなに簡単で便利な方法で役に立ち、しかもあなたの中にあるのならば、どこにあるのか知りたくなったのではありませんか。

以下に一言ずつ補足しますが、詳しくはこの本の後半で詳しく解説をします。

①どれだけ小さい動きかと言えば、1センチ以下です。角度なら5度以下です。これならどんなお年寄りでも、病気で寝ている人でも実行できる健康法ですね。
②数秒で健康法が一回できます。ですから、1時間もあれば数百回できます。気分が良いだけで全く体力を使いませんし、集中力も必要ありません。
③数秒後には、その効果がはっきりと確認できます。とても気持ちが良いのです。
④すでに無意識に全員が使っている方法なので、誰でもできます。子供でもお年寄りでも、男性でも女性でも同じです。寝ても起きてもできます。
⑤応用範囲は広すぎて、本書一冊を全部使っても書き切れません。世の中の私たち

の行動すべてのパフォーマンスを上げてくれる健康法なのです。スポーツ、勉強、楽器の演奏、技術の習得など、すべての行動において積極的に使うかどうかで大きく結果に差が出るでしょう。

実はこの「機能姿勢」は、単なる健康法ではありません。そのすべてをはるかに超えるものかもしれません。

次頁の図をご覧ください。「機能姿勢」を実行することは、簡単に普通の健康法とは結びつけられないたくさんの良いことと同じ意味と価値を持つことを図にしました。本書を最後まで読んでいただければ、この図の意味がだんだんわかってくると思います。

つまり「機能姿勢」という特別な健康法を実行すると、安心や自信、感謝の念、愛情まで手に入るのです。

この図の意味は今はわからなくても良いので、ぜひ、今とても大きな秘密を手にしているのだと思って、本書と共に最後まで歩いていただきたいと願っています。

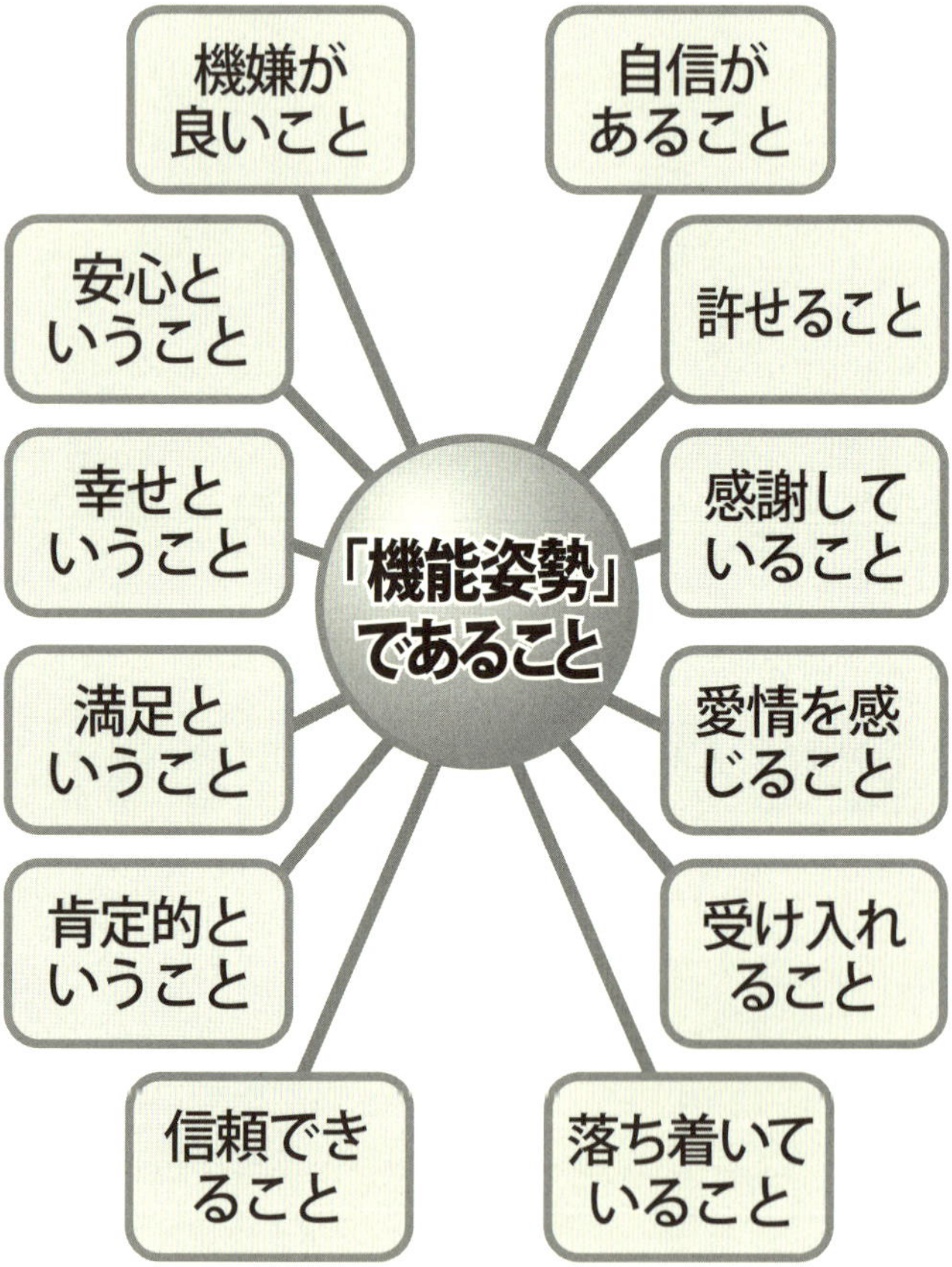

「機能姿勢」であることは、あらゆる良いことと同じ意味と価値を持つ！

これは、私と私の父の二代にわたる研究の総決算なのです。本書は、父が30年以上前に提唱し始めた、三軸修正法という考え方に基づき生み出されたノウハウを、惜しまず明かしたものです。

父が「機能姿勢」を発見してから、私は30年以上その研究を続けた結果、**この図のリストにあるような様々な「良いもの」を得る時、実際に行っていることは、いつでもたった一つだと気づいたのです。**

「機能姿勢」が生まれたのは、今をさかのぼること約30年の昔です。「左右対称の正しい姿勢」が健康の基本という考え方が未だに大勢を占めていますが、父はこの常識がいかに根拠の薄い考え方なのかに気づきました。東京新宿で治療のプロを始め、人それぞれに見た目は悪くとも「体の機能が順調に発揮される姿勢がある」と説いてきました。

一見歪んだような姿勢に見えても、その人に最適な姿勢を取ってもらうだけで、腰痛や肩こりなど、原因がわからない症状を改善できます。その姿勢のまま、一瞬力を入れて抜いたり、ほんの少し体を揺すったりするだけで、人の体調は良くなるのだと主張しました。本当のことでありながら「左右対称、真っ直ぐが体にいい」という常識を変えることは難しいと知りました。その後、その現象を足がかりに新たに独得の手技治療のスタイルを生み出したのです。

そのような、父独得の考え方を三軸修正法と呼び、その根本原理に「機能姿勢」がありますす。あなたが「真っ直ぐではないけれど、こんな格好をしている時が楽だ」と感じる姿勢があるのなら、それを「機能姿勢」と呼んでも良いかもしれません。

ところが私に引き継がれた「機能姿勢」の研究の過程で、最初に考えられていたものをはるかに超えるものだとわかりました。体に表れた症状の見立てと、改善方法の一部であった「機能姿勢」が、健康法の範囲を超えた大変広い世界を表現することとなりました。

「機能姿勢」は、腰痛や肩こり等の体に表れる不都合なバランスを解消する以外にも、大変大きな役割を持っていたのです。そして本書で紹介するシンプルな方法を生み出しました。

これからあなたの生活が、「機能姿勢」によって今までにない幸福感や開放感に満ちたものへ変わっていくでしょう。それではまず、「機能姿勢」を生み出した三軸修

機能姿勢のイメージ図

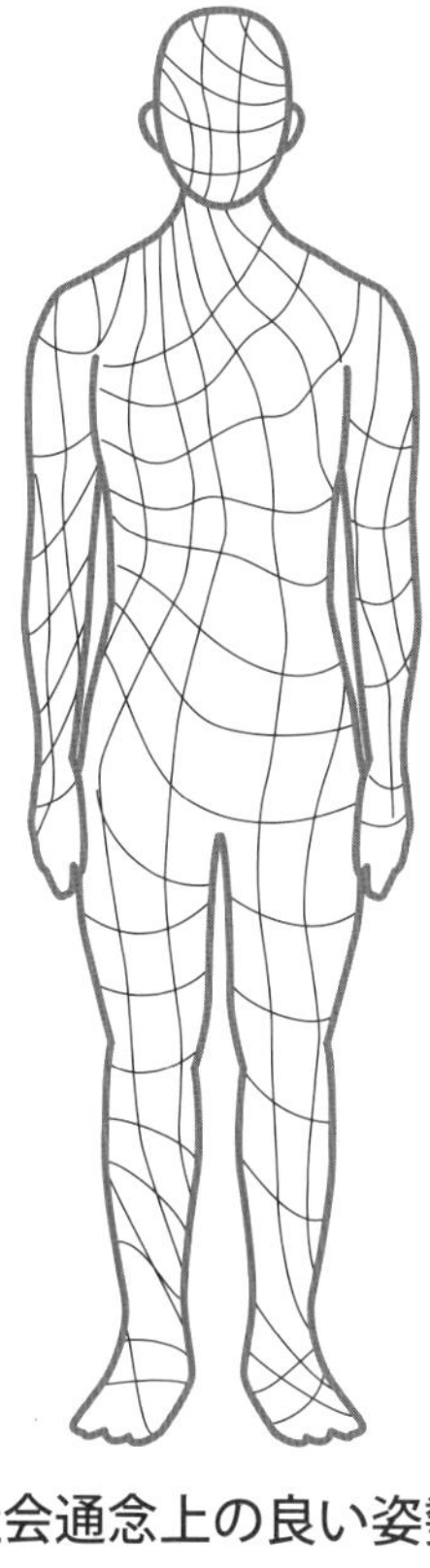

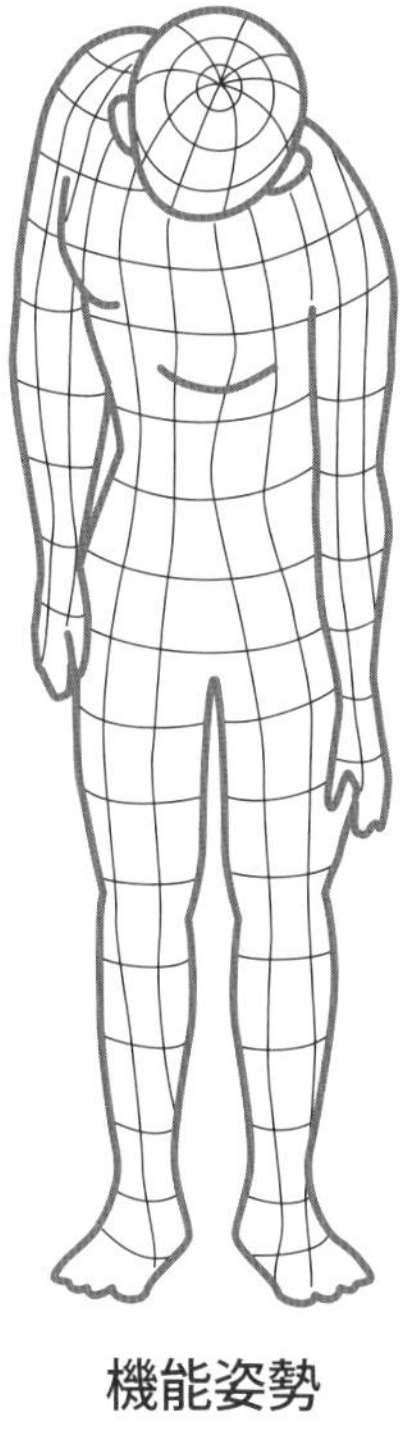

社会通念上の良い姿勢

外見は格好良くても、身体の内側には歪みが生じている状態。

機能姿勢

外見はおかしく見えても身体の内側には歪みのない状態。
その時、その人にとって、心身ともに最も機能的な姿勢。

正法のお話から始めることとします。「機能姿勢」はとても革新的なノウハウなので、それが生み出された背景を知っていただくことが後々深い理解の助けとなるはずです。

三軸修正法とは、私の父が接骨院の院長として、同時に治療法をプロに教える教室の講師として提唱し続けてきた「考え方」です。常識にとらわれずに、様々な職業を体験した私の父独得のコンセプトです。

私たちが健康に関して、常識だから真実だと疑問を持たずに思い込んでいることはあまりにも多く、しかも自身にとって明らかに都合が悪いことまで、そのまま信じています。

大抵の常識は私たちの目的に沿ったものだと思いますが、もしもあなたの持っている常識が、あなたの健康維持能力は低いという内容なら、一度疑ってみることも必要かもしれません。「機能姿勢」を理解し、日常的に使えるようになれば、必ず「私の体も大したものだ」という思いが日々増えていくと思います。あなたが今どんな状態だろうと、今よりもっともっと健康に関する潜在能力を持っているのです。本書によってその能力が無理せずもっと引き出せるようになると思いますので、楽しみにしてください。

この「機能姿勢」は誰でも普段から使っていて、練習すれば誰でも意識的に使えると今でこそ言えるのですが、父がはるか昔にこの「機能姿勢」を発見した時、本書のような説明ができたわけではありません。治療のプロへの指導のなかでも「見ていればできるようになるから」という以外になかなか良い方法がありませんでした。優れた職人も弟子にそう言うしかない時代が長かったですし、今でも見ているだけで何かを得る能力が弟子たちにあるのは事実でしょう。

父も、受講生に「機能姿勢」を実行する時の独得な感覚がわからなければ、「困ったね」と言うしかなかったのです。確かに、感性が大事な分野には「できる人」と「できない人」がいるので、この差をよく「才能」の有無に置き換えてしまいがちです。

ところが本書を理解すると、才能以前に「機能姿勢」が意識的に使えるのか、今のまま無意識に使い続けるのかの違いが、人生を大きく左右するかもしれないとわかるのです。もしかしたら、大事な才能の違いすら「機能姿勢」が決めているのかもしれません。

ここだけ聞くと、とんでもないことをお話しするようですが、最後まで読んでいただければ、私と同じようにその可能性を感じていただけるはずです。「機能姿勢」がわかった人なら、自分の才能を自ら見いだし、育てていくためにひたすら「機能姿勢」で居続けようとするでしょう。

「機能姿勢」がどんな姿勢なのか、おおざっぱに説明すると単に「楽な姿勢」とも言えます。これなら誰でもわかりそうですが、もう少し正確に表現すると「厳密に楽な姿勢」と言った方が良いでしょう。

私たちが「楽だ」と感じる感覚は「だいたい、こうか」というようなものではなく、実は非常に厳密で、とても精密なのです。どれほど精密なのかは、後ほど「機能姿勢」によってあなた自身が感じられます。

健康法の一種としての「機能姿勢」が置かれる位置は、非常に特別です。世の中にあるあらゆる健康法と横並びの兄弟関係ではなく、縁の下の力持ちと呼ぶか、先祖と呼ぶのが相応しいかもしれません。そのためにとても表現が難しく、文章で「練習法」が説明できるまでに、30年近い時間が掛かってしまったのです。

しかし、これほどの困難が必要だったにも関わらず「機能姿勢」を使いこなすことは、多少の練習で誰でもできることなのです。それほど簡単なことでも、健康に関して既存の常識から自由になることは、大変な試行錯誤の繰り返しを伴いました。このように私たちの間違った思い込みは、当たり前なこと以外を隠すきわめて強力な壁となって、求める道のあちこちに立ちふさがっています。

この本を手にしているあなたは、ぜひ子供に戻ったつもりで、健康についてあなたがもともと持っている感覚だけを頼りに考え直してください。体と心の健康は、つらい努力の末にやっと得られるものではなく、あなたがもともと持っているものなのです。

現在の常識がどこかにフタをしていて、うまく機能できない状態になっています。そのフタを取る正しい方法こそ、「機能姿勢」です。きわめて小さな動きしかせずに、しかも数秒の時間しか掛からず、効果がダイレクトに感じられ、練習すれば誰でも意識的に使えるようになります。そして、なぜか今までわからなかったことがわかる機会が増えるのです。どうしてそのようになるのかは、私にはわかりません。

「機能姿勢」は朝から晩まで実行し続けるべき健康法なので、言葉を換えれば「心がけ」ともいえます。人生のあらゆるシーンに役立てられるこの健康法を意識的に実践しながら、これから先の長い人生を今までよりずっと「楽に」「健康的に」過ごしてください。

私は、この「機能姿勢」を使いこなす人とは正反対の人生を、長いこと過ごしてしまいました。私の健康上の問題を解決するために、三軸修正法という考え方は非常に役に立ちました。

三軸修正法が提唱している360度自由な視点は、しきたりにとらわれずに、物事をあるがままに見ようとする子供の視点と大変近いのです。子供は礼儀作法や他人からの目に影響されずに出来事のあるがままの姿を感じ取り、行動を起こします。あなたもぜひ、そのような子供に戻って、健康のことを考えてみましょう。実際には難しいことですが、できるだけ子供の目で世の中を見ると、健康の常識の中におかしなことはたくさん見つかるはずです。

「機能姿勢」によってあなたが健康に対する自信を深め、自身の能力を今よりもっと認めて信頼できるようになることが私の望みです。

「機能姿勢」のある暮らし

次頁の上のイラストを見てください。

週末に女性が台所仕事をしています。この人は今週忙しかったせいか、肩がこって、腰も重い感じがします。そのため何となく気が乗りません。ため息の度に時計を見ると、時間ばかりが過ぎていきます。

こんな時、あなたならどうするでしょうか。少しキッチンを離れて軽く体を動かしたり、お気に入りの音楽を聞いたりして、気分を変えようとするかもしれませんね。人によっては、外の空気を吸いに短時間の散歩に出掛けるかもしれません。

しかし、その方法でいつでも確実に気分を変えることができるでしょうか。なぜかうまくいかない時もありませんか。

ところが、このイラストの女性は、周りにいる家族から見ると何事も起きていないように作業を始めました（下のイラスト）。時々ほんの数秒間動きを止めて、一度気持ち良さそうに深呼吸をすると、楽しく作業を再開するのです。その数秒間に意味が

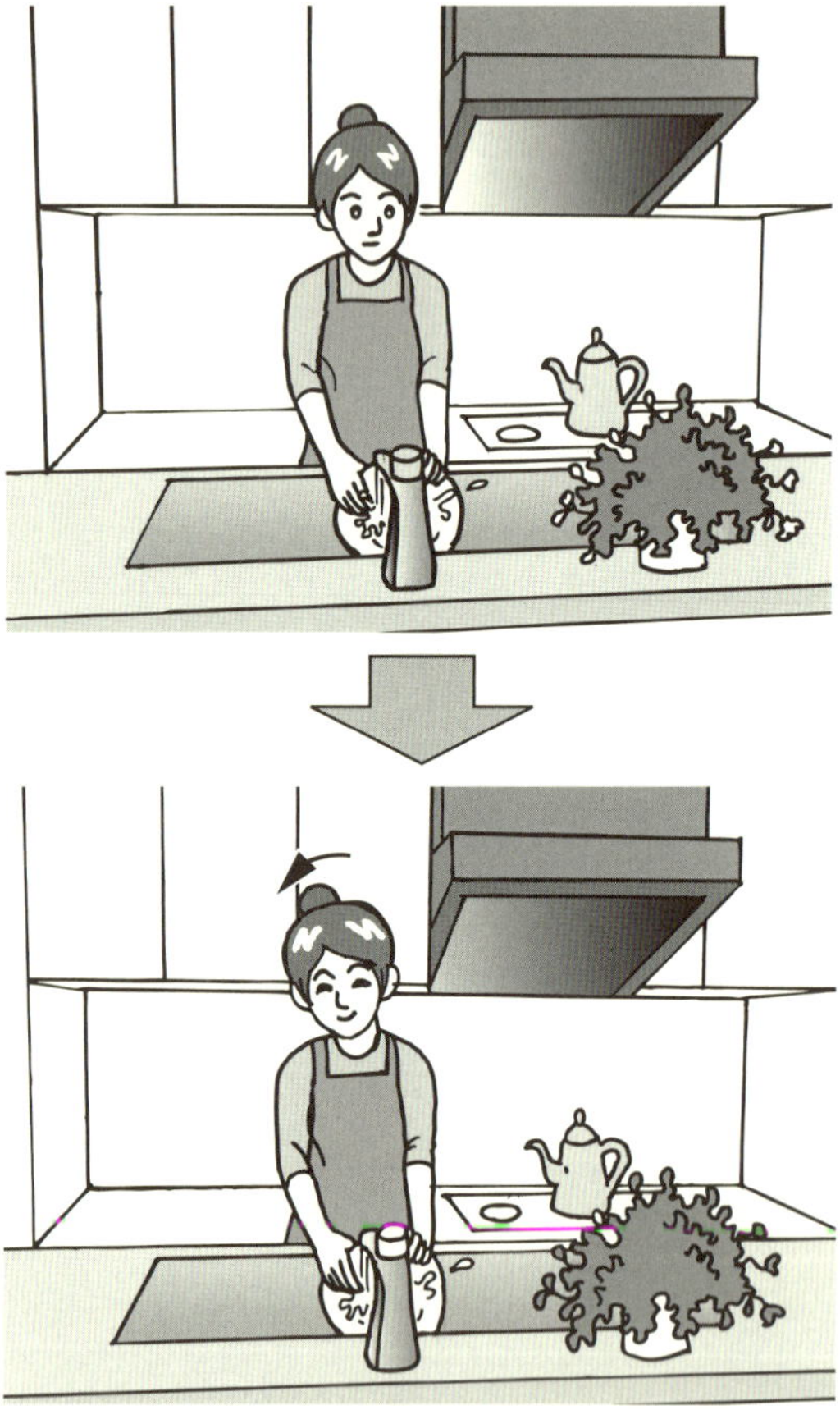

疲れがたまって気分がすぐれない時、ほんのわずかな動きで「機能姿勢」を取る。すると、一瞬で気が晴れて楽になる！

あるなどと家族は気づきません。

そういえば一緒にいる家族は、彼女が不機嫌になるところをほとんど見たことがありません。もともとそういう人なのだと思っています。何をしていても楽々と楽しそうで、家族は皆、彼女が大好きです。

この女性は、時々手を止める短い時間に一体何をしているのでしょうか。気持ちを切り替えるための行動など一切していないように見えます。それでは人知れず考え方をポジティブにしようとしているのでしょうか。いいえ、そうではありません。

この女性は「機能姿勢」を使ったのです。もし、友人とのケンカで多少落ち込んだり、今日テレビで見た事件に怒りを感じた瞬間があったとしても、数秒間の「機能姿勢」を数回繰り返すだけで、いつまでも引きずらずに済んでしまうのです。

もう一度、この上下二つのイラストを見比べてください。この女性が、少し疲れ気味で気乗りがしない状態が上のイラストです。彼女は下のイラストで矢印の方向に頭をほんの少し傾けます。そして数秒静止した後、大きな深呼吸と共に肺に新鮮な空気がたくさん入ってきます。その途端、「ホッ」と気が晴れて不思議と楽になり、いつでも楽しく作業が続けられるようになるのです。

上下のイラストをよく見比べると、この女性の頭の角度が少し変わっています。何もしないように見えて、ほんの少し体の一部を動かしています。大きく体を動かさなくても、たったこれだけの動作で、その場で気分と体調を変える能力を私たちは持っています。

この時、イラストの女性が頭の傾きを変えたことで取った姿勢が「機能姿勢」です。この「機能姿勢」を実行すると数秒間のうちに急に呼吸が楽になり、深呼吸したくなります。体が楽になり、目の前が明るくなるような気がします。

この「機能姿勢」があなたの生活と一体ならば、毎日は大きく変わるでしょう。これから、いつでもどこでも誰にも気づかれずに体調を整え、気分良くできるのです。職場で学校で、あなたがどんな時でも動じず、機嫌が良ければ、周りの目がすぐに変わり始めます。あなたの変化はそれほど大きなものになると思います。すでに、「機能姿勢」のもたらす変化が大きいことを実証する人もたくさん出始めました。

この「機能姿勢」は今まで誰も聞いたことのない「やり方」なので、にわかには信じられないことと思います。その「やり方」があなたにもできることを、本書で体験していただきたいと思います。

「機能姿勢」はすべての行動の「奥義」

こんなにわずかな動きで数秒のうちに体調が変わるのなら、今までずっと頑張って続けてきた健康法が無駄になってしまうと感じる方が時々います。「機能姿勢」を正確に実践できるようになった人からも、時々このような意見が出ます。「機能姿勢」を実行する度にたった数秒間で楽になってしまうので、これまでの努力が否定された気持ちになるのでしょう。

父は教室の受講生に、本当はクライアントさんの体を調整するのに数秒しか必要ないと教え続けてきました。今でもそれを確信できる人は多くありませんが、人の体調は数秒間で、数十分の施術と同じだけ変わります。すると、今まで一生懸命してきたことが否定された気持ちになる治療家もいます。

しかし、そんな心配は全くありません。「機能姿勢」はこれまでの努力を無駄にするものではないのです。

「機能姿勢」の動きは既存の健康法からすると桁違いに小さく、また掛かる時間も一度に数秒です。このことが何を意味しているのかといえば、今までに慣れ親しんだ行動、例えば健康体操、手技治療、またその他の健康法を、今まで通り楽しく実践しながら、同時にこの「機能姿勢」を実行できるという意味なのです。

周りの人からは一切何も見えません。あなたは同時に二つの健康法を実行できるのです。つまり、今まで続けてきた健康法がそのまま以前より効果を上げ、より価値あるものへと変わるのです。

そのような、すべての行動の影に隠れて目立たずに、うまい人とうまくない人を隔ててきた大事な働きを、昔から何と呼ぶのでしょうか。そうです『奥義』と呼ばれているものと同じなのです。数秒間の「機能姿勢」を実行する度に、呼吸が楽になり目の前が明るくなる。つまり、数秒前のあなたより「何かがうまくいくようになる」のです。「機能姿勢」の実行を今までの行動に付け加えることで、あなたは少しずつ勇気や自信が増えていく気がするでしょう。

どんな運動や仕事をしていても、この「機能姿勢」の分だけパフォーマンスが上がるのですから、まさに「奥義」です。もしかしたら、達人と凡人を分ける秘密、あるいは先生と生徒の違いを生み出している違いは、この「機能姿勢」かもしれません。

下の図を見てください。左の積み木と右の積み木の高さが違います。「身体と心の健康度」の違いを生んでいるのは今までの健康法ではなく、同時に実行した「機能姿勢」ということを表しています。スポーツでも仕事で

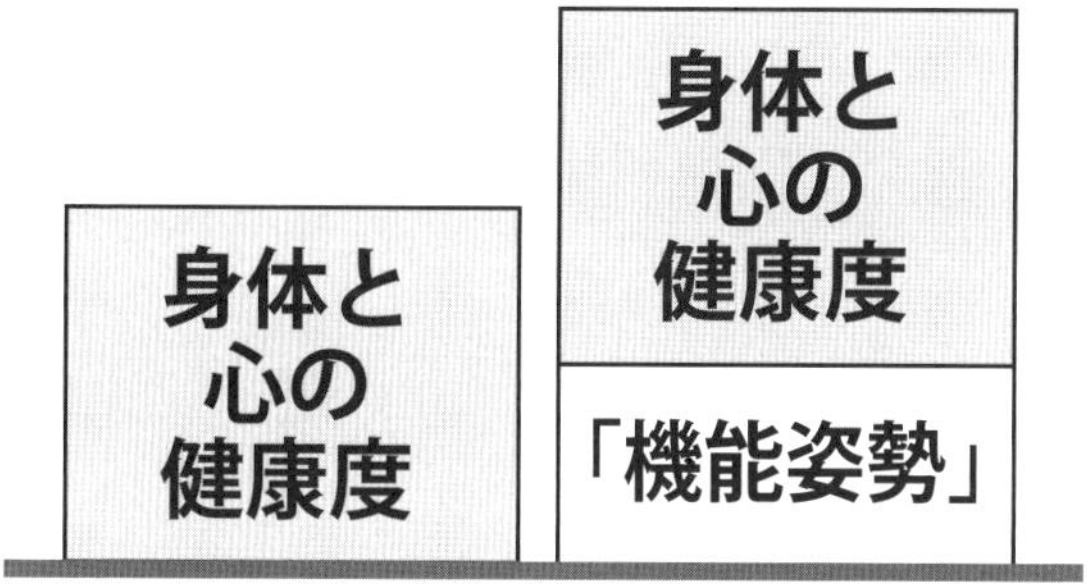

「機能姿勢」は、あらゆる健康法の効果を下から支えて大きく持ち上げる「奥義」だった！

も勉強でも何においても、「機能姿勢」は誰からも気づかれることなくあなたの行動を下から支えて持ち上げてくれる「やり方」なのです。

「機能姿勢」を実践しながら仕事をすると

周囲の人から見えないほど少しの動きだけで、たった数秒間のうちに人の体が変わるわけがないと思うのなら、こんなイメージをしてみてください。確かに世の中には不思議なことがたくさんあるとわかるでしょう。

この世の中にはたくさんの職業があります。何年もその職種の経験を積んだ人を見ると、信じられないようなハードな作業を一日中続けている人がいますね。自分ならすぐに放り出したくなるような非常に細かい仕事を黙々と続けている人もいます。どうして普通の人にできないことが、彼らには可能なのでしょうか。

私は競走馬の生産牧場で半年働いていたことがありますが、私なら10分しか続かないような作業を牧場の人たちは平気な顔で長時間ずっと続けていました。馬のお産の時など、夜眠る暇もない時がありました。今からもう30年も前のことですが、慣れるまでにかなり大変だった記憶があります。疲れるので、悩んだり自信を失ったり抵抗を感じたりもしました。今でこそ気楽なおつきあいをさせていただいていますが、随分ご迷惑も掛けたと思います。

このように、見た目は自分と変わらないのに、大変な作業を当たり前のように続けられる人はどこが違うのでしょうか。

もし、あなたが新しいことに挑戦する時に「機能姿勢」が身についていたら、つらくなる度に「機能姿勢」を実行すると思います。すると、慣れない作業を続けても不思議と楽なのです。

私が牧場で働いていた時、もしも仕事をしながら体調を改善し続ける「機能姿勢」があったのなら、苦しさも半分だったと思います。牧場の人たちは決して筋骨隆々の人ばかりではない上に、そこの奥様方も私のような素人の男性以上の作業ができるのですから、パワーだけではない、体を動かす確かなスキルが自然に身についているということでしょう。

すぐにくたびれてしまう私とその人たちの間には、確かにたくさん違いがあります。その、体の使い方のほんの小さな違いを取り除き、早くコツを身に付ける方法がこの「機能姿勢」だと思います。その場その場で「機能姿勢」を使う度に、小さな差が一つ、また一つと取り去られ、プロの人の動きが自分自身の中で楽になっていきます。

これが仕事をしながら健康法を実行することなのです。長時間の仕事にも疲れにくく、毎回確実に「ホッ」とできるのですから、「機能姿勢」を使えば使うほど、慣れない環境全体が急速に「ホッ」とできる環境へと変わっていきます。

一度にたった数秒ですから、1分に数十回、1時間に数百回実行できる健康法が「機能姿勢」です。動きもきわめて小さく、どんな作業の中にも入り込んで効果を上げるので、ありとあらゆることに慣れる手助けになります。

休憩時間にイヤホンで10分音楽を聴く効果は、「機能姿勢」1回分と同じぐらいの効果かもしれません。それならば、たった3秒、仕事をしながら休むことが本当にできてしまうのです。そういえば、大して苦しそうな表情も浮かべずに働き続ける人があなたの周りにいるのではないでしょうか。

また、1時間の休憩時間に今までよりずっと深く休める方法でもあります。小さな健康法「機能姿勢」は、友人と話しながらも1時間に数百回実行できます。この極上の休憩時間を、ぜひ体験していただきたいのです。

誰よりも仕事に早く慣れることができれば、周りの人からの評価も当然上がるのではないでしょうか。このように「機能姿勢」は仕事の極意でもあるのです。これ以上、広い範囲で便利に使える健康法はないと思います。

あなたはすでに「機能姿勢」を使っている

「機能姿勢」の使い方はとても簡単です。ルールに従ってほんの少しの動きをしてから、ただ数秒間待つだけです。

このように非常に動きが小さいので、決してどんな作業の邪魔にもならず、周りの誰にも気づかれずにできるのです。数秒間反応を待つ間にも普通に話したり、動き続けたりできます。しかも今までとは全く違う良い気持ちになれるのです。

このように日常の隅々にまで溶け込んで働く「機能姿勢」によって、きっとあなたの周りの人は、あなたが最近どうして元気に生き生きしているのだろうと不思議に思うことでしょう。

普段の生活と「健康法」が邪魔し合わずに同時進行できるということは、世界の大半の人にとって大きな助けになります。身体と心を健康的なコンディションに整えながら仕事や家事をこなしたり、前よりもずっと気分良くそれらをできるのです。

しかも、この究極の「奥義」を手に入れるために、つらい修行などは一切必要ないのです。もしも「機能姿勢」に厳しい訓練が必要なら、私が本書で広く皆さんにお勧めする価値もありません。

「機能姿勢」は、誰でもできるというよりも、すでに私たち誰もが基本的に知っている「やり方」なので、それに気づくだけで使えるようになるのです。もちろん特別な才能など必要ありません。できない人は一人もいないのです。それでは一体、いつどうやってあなたは「機能姿勢」を使っているのでしょうか。

あなたは小さい頃から、日常生活のあらゆる場面にこの「機能姿勢」を使っています。

例えば深呼吸をした時、それで「ホッ」とできたとしたら、「機能姿勢」を使っています。もし、それがかえって息苦しいものだとしたら、その時「機能姿勢」の条件をそろえられなかったということになります。

私たちは、外から見て何をしたかばかりにとらわれています。「こういう時にはこう言ってあげるといい」「こういう子にはこうしてあげるといい」というハウツーは、すべて外から見てどうするかを言っています。健康、病気に関してもそうですが、外から見た観察者の視点で書かれているものばかり読むことになるでしょう。

しかし、父の発見から今日までの30年間では実現しなかったことですが、「機能姿勢」のことを皆が当たり前だと思うようになると、どんな状況で何をして何を言ったのかという、外から見えることには大した意味がなくなります。

そのかわり「機能姿勢」の状態で行動したのか、「機能姿勢」以外の状態で行動したのかがすべてに違いを生むことになるのです（これが本当かどうかはあなたが「機能姿勢」を使えるようになった時にわかります）。

例えば「機能姿勢」で「ありがとう」と言うことと、「機能姿勢」を取らずに「ありがとう」と言うことの違いとは、「ホッ」として良い気持ちで「ありがとう」と言ったのか、嫌な気持ちで「ありがとう」を言ったのかの差となるということ。本当の「ありがとう」と、口先だけの「ありがとう」とを分けているのは気持ちの持ちようですね。

そのことと「機能姿勢」とが一対一で対応していることで、今までにない大きな違いが生まれるのですが、果たしてその違いとはどのようなことなのでしょうか。お答えするにはまず、あなたがご自分の「機能姿勢」を思い出してからでなければなりません。「機能姿勢」を実行したかどうかは、周りの人の目からは一切わかりません。そのため、客観的視点のつもりで観察している人は、意味を持つことが何も見えていないことになります。


あなたは今まで、健康のために何をするべきか、たくさん仕入れたハウツーをお持ちだと思います。それよりも前に、実はもう一つ、「機能姿勢」というテーマがあるというお話をしていきます。

この時はこういうことをした方が良いというハウツーを覚えていても、効果のある時とない時があると思います。しかし、「機能姿勢」は一度正確にできるようになったら100％効果があるのです。これによって、あなたの持っているハウツーは１００％効果の上がる方法に変化して、価値がぐんと上がります。もしこれが１００％でなければ、トイレに行っても用を足せないし、夜眠ることもできないことになるのです。ですから、本書を読んでいただいているあなたの「機能姿勢」の効果は１００％です。

あなたの気分転換は、うまくいく時とうまくいかない時があると思います。「機能姿勢」は、それがなぜかという問題への答えにもなっています。気分転換の効果を決めているのは、外から見て何をしているのかではなく、「機能姿勢」なのです。

「機能姿勢」を使うと、つらい時にも「ホッ」とし、そして、特につらくもない時にも必ず「ホッ」とできます。一度わかれば、それからずっと使えるようになり、いつでも「機能姿勢」ができた時に深呼吸すれば、数秒前とは違うおいしい空気が肺一杯に広がります。たとえ何か心に重たいものを感じていたとしても、原因とまったく関係なく数秒前より気が晴れるのです。「機能姿勢」の仕方を思い出すことによって、あなたにも１００％完全な気分転換が得られます。

この数秒間の作業を何度も繰り返したらどうなるのか、想像してみてください。たった数秒間ですから、繰り返すのも簡単ですね。

この新しいあなたの気分転換は、重苦しい気分の原因とまったく関係なく成功すると聞いて、驚いたかもしれません。重苦しい気分の時には、その原因が何なのか、つい考えてしまうと思います。しかし、よく考えて「あの人にひどいことを言われたから」というように原因が外にあったのなら、原因を特定したところで簡単に解決できません。

「機能姿勢」はそれと何の関係もなく、使うほど単純に気分が良くなります。気分が良くなるということは、同時に体調も良くなったということ。人生にはいろいろな問題もあるかもしれませんが、あなたはすでに適度に「機能姿勢」を使っているから、適度に健康を保ってこられていると思ってください。「機能姿勢」はそれほどあなたにとって普通のことなのです。

それでは、「機能姿勢」がどのくらい普通のことなのか、例を挙げてお話ししましょう。

極限状態に誰でも使っている「機能姿勢」

ここでは確実に理解していただくために、わかりやすい例として少々極端な例を挙げることにします。実は体調に全く余裕がない時をイメージすると、確かにあなたは時々「機能姿勢」を使っているとわかるでしょう。

例えば、食べ過ぎたり体が冷えたりして、不意の腹痛でうずくまっている時を思い出してください。誰でも何度かは経験があるはずですね。

その時、苦しくて余裕がないあなたは、自然に「機能姿勢」を取っています。多分そのような状態の時、近くにいる人から「こっちに顔を見せて」と言われても「今は無理です！」と顔を上げることすらできない。そんな体験をお持ちではないでしょうか。

そのように、痛みや苦しさで一時的に他人のリクエストに応える余裕がない時に、あなたが自然に取っている姿勢こそが「機能姿勢」です。その姿勢から少しでも顔や体の向きを変えることができないとおわかりなら、その厳密な姿勢があなたにとって重要なのだということになります。

腹痛の原因と顔の向きに直接の関係はありませんね。つまり、最悪の状態において最も楽な姿勢を取るしかない時、あなたは「機能姿勢」の状態なのです。

また、あなたが風邪を引いて熱があるとします。パジャマ姿にカーディガンを羽織ったあなたの体は縮こまり、体の向きを変えることすらつらいでしょう。立ったり座ったりする時に、できるだけ頭痛を起こさない方法を探すのも大変です。

そのように、余裕のない時にあなたが選んでいる姿勢が今の状況の中で最も楽な姿勢であり、多分、自然治癒力が最高に発揮される姿勢だと思われます。つまり「機能姿勢」な

不意の腹痛でうずくまっている時の姿勢は、その時に最も楽な姿勢であり、自然治癒力を最大限に発揮する「機能姿勢」である。

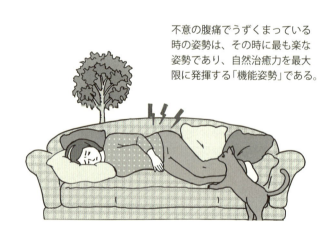

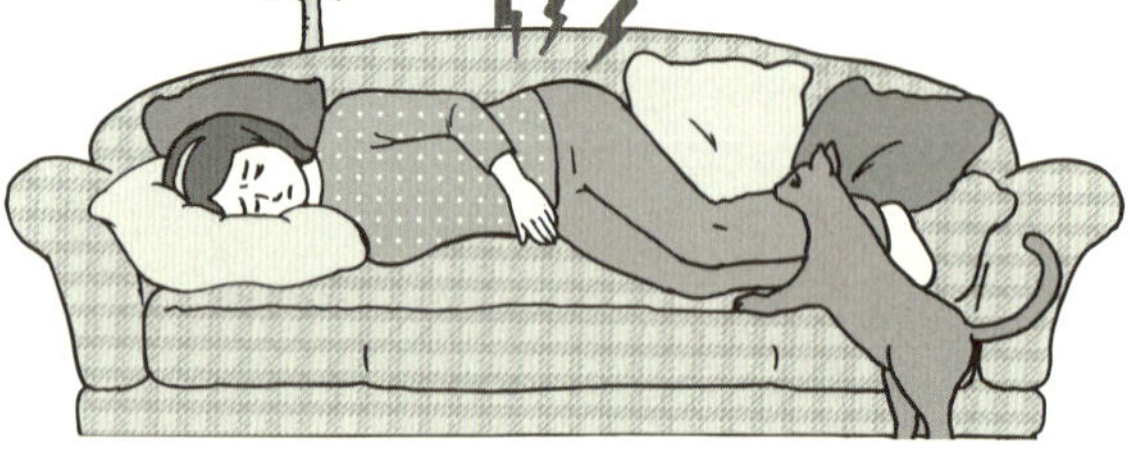

のです。

余裕がない時は、顔の向き、体の各部の小さな角度ですら、気分の良し悪しに影響するのではないでしょうか。このような極端な状況でなくても、あなたはいつでも適度に「機能姿勢」を使っているのです。

誰でも、その場で最も楽な姿勢を瞬時に決めることができます。この、一瞬で「楽な姿勢を厳密に取れる能力」こそ、あなたの生活を健康的に変えるために非常に大切な能力だということを本書でお伝えします。

最も楽な姿勢を瞬時に決められ、しかも非常に厳密に決める能力を持っていることを、反対の視点から考えてみてください。余裕がない中でできるだけ楽になりたいと思う時、顔の向きすら少しも自由にできないのですから、反対に**「顔の向きをほんの少し変えるだけで、体調が変わる可能性がある」**と考えられないでしょうか。

例に挙げたような極端に苦しい時以外なら誰でも多少の余裕があるので、機嫌が悪いままでも嫌いな人の頼みを聞いたり、上役の理不尽な求めに対して我慢することもできますね。このような普通の時でも、「機能姿勢」を実行する度に「ホッ」と気持ちが良くなります。

充分気分が良いと思っている時でも、さらに気分が良い状態はあるのです。私たちは自分が思っている以上に幸せでいられる、そんな可能性を「機能姿勢」は見せてくれるのです。

「余裕がある状態の時、意識的に「機能姿勢」を見つけることこそ、健康度を今より確実に高めていく方法」です。

「機能姿勢」を使うことは、例えば、とても楽しく幸せな時にでも、その楽しさや幸福感をさらに増すことができます。すると、浮かぶ言葉がさらに優しさや清々しさに満ちたものとなり、気分が良いあなたの態度は、周りの人を和ませるでしょう。

いつでもどこでも「機能姿勢」を使うと、きっとあなたの中に、今までに意識したことのない能力が見えてきます。それらが意識的に使われることを今か今かと待っています。ぜひこの機会に、「機能姿勢」を見えないように邪魔してきた扉のカギを開けましょう。

普段感じている「抵抗感」はどんなものでも嫌な感じがしますが、「機能姿勢」を繰り返すことで、そのような抵抗感が薄れてなくなっていきます。つまり嫌いな人、嫌いなもの、苦手な行動などが減っていきます。「機能姿勢」を知ることは、すでに幸福の国へ数歩近づいたことになるのかもしれません。

ここで、「機能姿勢」の他にもう一つ言葉を覚えておいてください。「機能姿勢」に成功して、「ホッ」とした時の状態を「同調：Synchronize」と呼びます。本書は「機能姿勢」を取ることにより、この「同調」を得ることの素晴らしさをお話しするものです。

ラジオの周波数を合わせるような行動（同調：Tuning）とよく似ていて、しかも、他の人と同時にこの気持ちの良い体験がシンクロするような気がします。

あなたも「機能姿勢」に慣れるほど、私が何をお伝えしたいのかを感じられると思います。

すぐできる「機能姿勢」の実験

「機能姿勢」を実感するための、シンプルな実験があります。

親しい人の手を少々強く握ってみてください。「痛っ！」とまず身を引きますね。そのまま数秒間力を入れていると、「痛たたた！」と言いながら、自然に最も痛みに耐えられる一定の姿勢になっていきます。

この時の姿勢も「機能姿勢」です。相手の人が痛みから逃れようと自然に取る姿勢であり、この姿勢でいる時に一番痛みにも耐えられることを相手の人は体で知っているのです。

この時の姿勢は、人によってかなり違うでしょう。

私には、「機能姿勢」によって痛みに耐えられるようになることはわかりますが、なぜ一人一人違う姿勢を取るのか、仕組みを説明することはできません。

この時の姿勢は、同じ人ならいつも同じというわけでもないのです。今日、この実験で右に体をよじる姿勢をした人が、明日には反対に体を捻ることもよくあります。

この握手の実験のように、理由のわからないポーズである「機能姿勢」は誰でも使っています。そして私たちの日常生活と一体のものとして、あなたも意識しないで普段から使っていますから、多少の練習をするだけで意識的に使えるのです。

「機能姿勢」を取る時は、極限状態の時だけではありません。普通の状態の時の例を挙げましょう。

例えば、あなたが友人の結婚式に出席したとします。会場で一人の人の祝辞が長時間続いた場面を考えてください。その時あなたは、しばらく体の向きを微妙に変えたりした後、辛抱強く待つことが一番楽な姿勢に自然に落

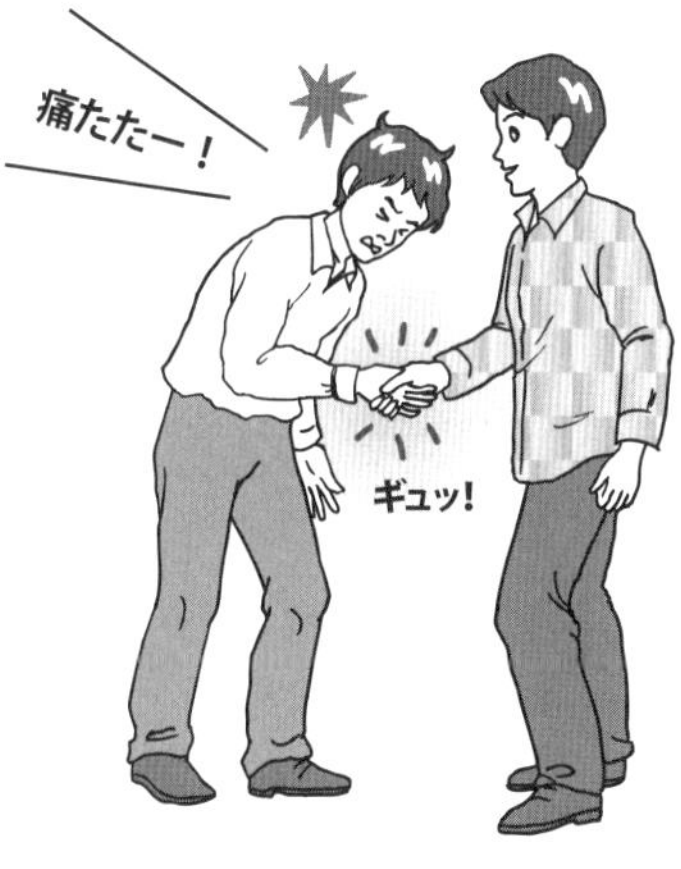

手を強めに握られた場合、自然とその時に最も痛みに耐えられる姿勢になる。これも「機能姿勢」だ。

ち着こうとしているはずです。

一度その姿勢が定まった後、少しため息をつくかもしれませんが、しばらくはそのまま静かに話を聞いていられると思います。この姿勢が「機能姿勢」です。

あなたも普段から使っている方法だということを、だんだん納得できてきたでしょうか。


そのようなかしこまった会場では、人の目があるし、第一マナー違反ですから、大きく伸びをしたり、落ち着きなく体を揺すったりはできません。しかし、あなたはこの時、ほんの少し体を捻ったり足の位置を変えたりして、今の状況の中で許される小さな範囲の動きの中できちんと「機能姿勢」を見つけるこ

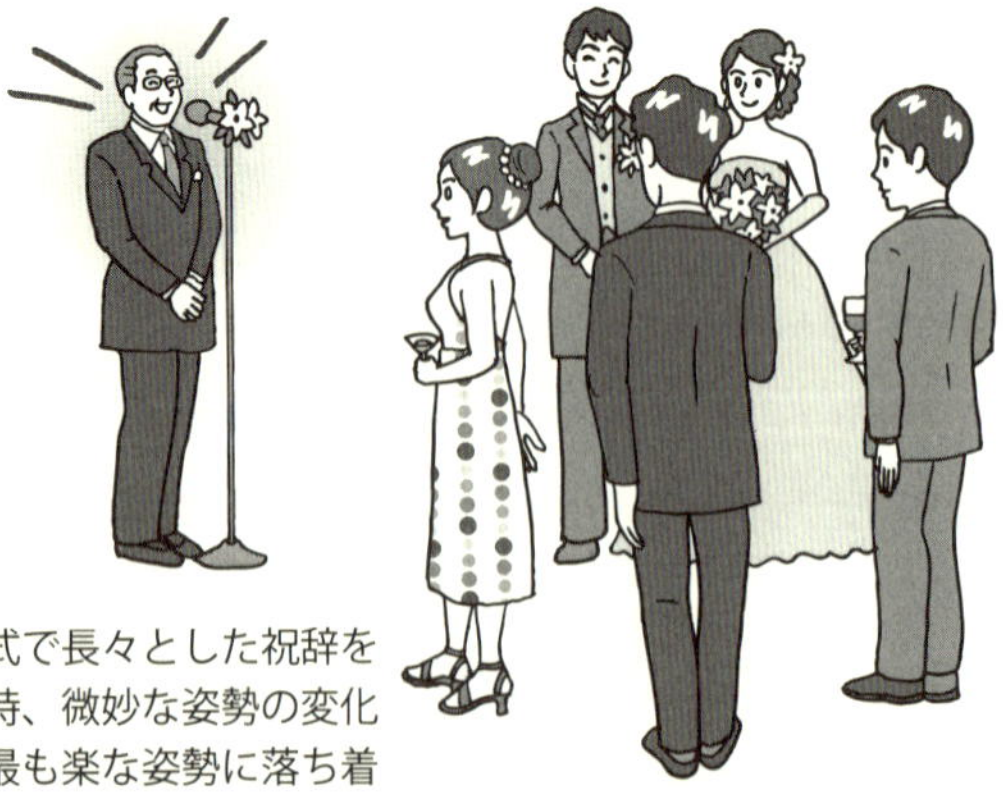

友人の結婚式で長々とした祝辞を聞いている時、微妙な姿勢の変化によって、最も楽な姿勢に落ち着く。これも「機能姿勢」といえる。

とができています。

このように、誰でも普段からできている小さなことをよく観察し、言葉で表現することで、あなたの健康全般の万能薬として完成した健康法が「機能姿勢」なのです。

この、数秒で心と体が楽になる「機能姿勢」をいつも通り正確に使っていけば、驚くことに、日常の動きのすべてが「健康法」に変わるのです。

健康をもっと単純に考える方法があっていい

人間の体は非常に複雑です。約30年前、三軸修正法を提唱し始めた父は、鉄を焼き入れする仕事をしていた時がありました。

鉄の部品を真っ赤になるほど熱してから急冷します。そうすると表面が元の鉄とは性質の違う鉄に変わり、前より堅くなったり、折れにくくなったりするのです。よく日本刀の刀鍛冶の仕事ぶりがテレビで放映されます。真っ赤に熱した日本刀を槌で鍛え水に入れて急冷すると、柔らかかった鉄が堅く変化し、見事な刀になるのです。
人間の体と比べると、鉄の性質はずっと単純なはずです、しかし日本が誇るこの技術を簡単だと言い切れる人もいないはずです。鉄の性質を変えるこの焼き入れという製法には、しっかりとした理論があります。それにも関わらず、実際の現場では予想に反する結果になってしまうことは珍しくないようです。

ですから、なおさら複雑すぎる人体を細かい部分に分けて勉強しても、かえって不安が増していくだけではないでしょうか。父と私が関わっている手技治療にも、たくさんのハウツーがあります。これをたくさん試しても、今回はうまくいったという小さな成功例と、思った通りにならなかったという失敗例がランダムにデータとして積まれていくばかりで、芯になる部分がいつまでも見えてきませんでした。これでは、うまくなったり進歩したりすることは、ただただ運任せということになります。

手技による治療法だけでなく、私たちの知っている「健康法」もこれと似ています。どんどん方法論が増えていくばかりで、きりがありません。
もしも、本やＤＶＤを買って、たくさんの種類の健康法を知ってしまったら、今度

根幹となるものは？

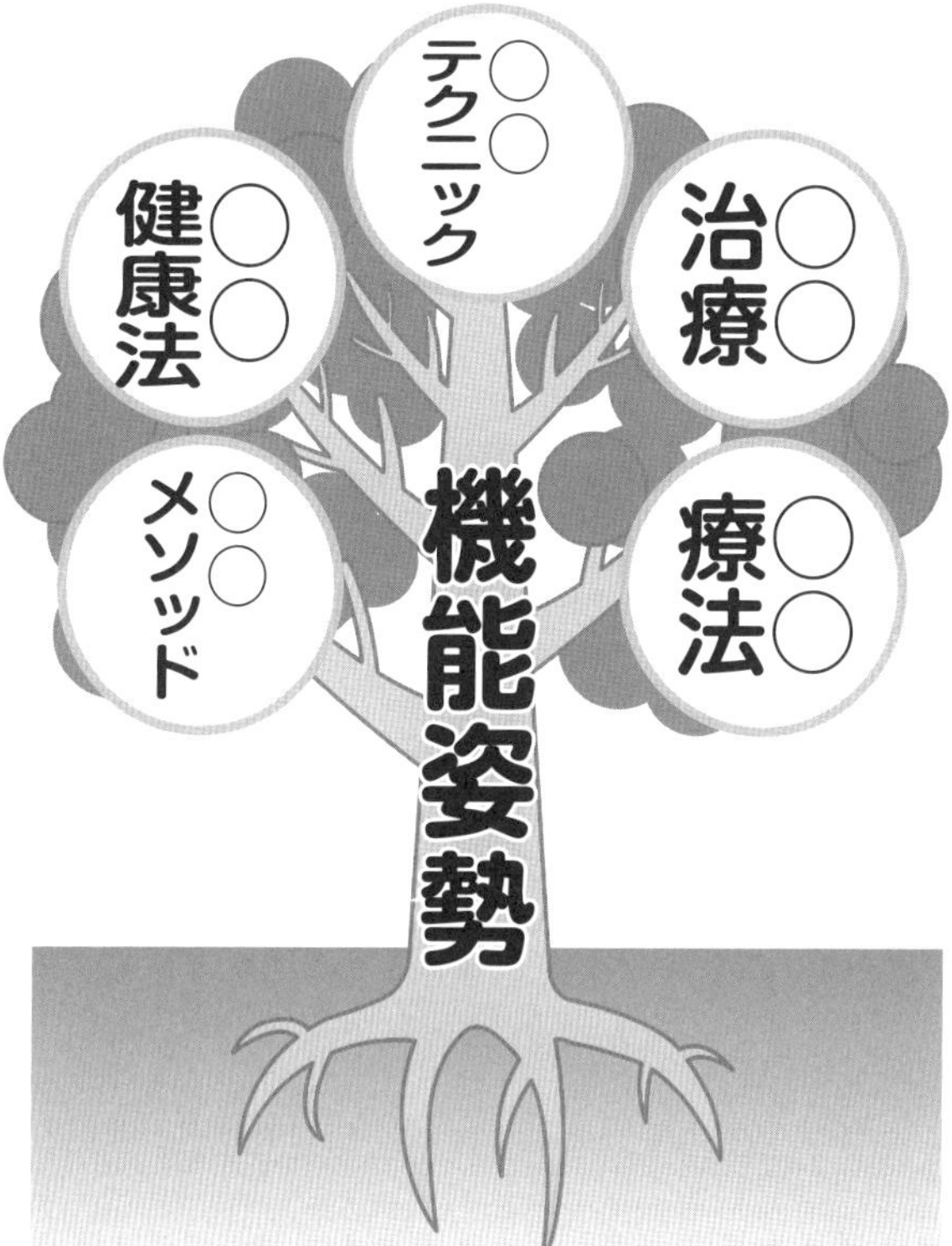

健康法や治療法はどんどん新しい方法論が出てくるが、それらの全てに通じる根幹（機能姿勢）を再認識することが大切だ。

はその中から一体どれを選べば良いか考えなくてはいけなくなりますし、どんどん様変わりする流行の健康法に、ついていくだけでも大変です。

本当に私たちには、次から次とこれほどたくさんの健康法が必要なのでしょうか。もしも、「機能姿勢」のように外からやり方を仕入れ続けるのではなく、もともと使っている方法で手軽に気分良くなれるのなら、迷った時にはいつでもそこに戻り、興味を引かれる方法が現れるまで待てば良いのではないでしょうか。

父と私は、航海士を始めとして、どちらかと言えば工業の世界に近い経験をたくさん積んできました。そのような工業的な研究の目的は、様々な方法論の基にある最小単位の基本の発見です。なぜならば、そのようなエッセンスの技術を一つ知ることができれば、たくさんの応用製品を生み出せるからです。もの作りの現場は、幅広い応用の元になる、強力な最小単位の基本が欲しいのです。

このような理由から私は、人が健康について迷った時、自分の感覚に照らし合わせて必ず答えが出るという、「健康法の最小単位」を当然のように探し続けました。例えるならば、中学校で習うオームの法則（電圧＝電流×抵抗）やニュートンの運動方程式（力＝質量×加速度）のような、いつでもここに戻って再出発できるベースになるものを探していたのです。

そして、たくさんの人が陥りやすい罠である、ハウツー情報のコレクターになるのをやめました。

こうなったらこう言えば良いとか、特定の何かを食べると痩せるとか、そのようなやり方はほとんどの人に多少の効果を残しても、すぐに次へ移っていってしまうでしょう。

そのかわりに、自分自身にもともと備わっている単純な感覚のみに注目することにしました。その結果、自然に行き着いたのが「この姿勢のほうが楽だ」という感覚です。

この「楽だ」という感覚は、なぜか注目されることもなく、大した価値はないと思われています。世の中の常識では「気をつけ！」をする時のように真っ直ぐな姿勢が正しく、健康を始めとする「価値あること」は、苦労やきつい努力の結果としてしか手に入らないという思い込みが強いのです。楽になるのが目的の健康法なのに、楽ではない訓練を必要とする方法が受け入れやすいのかもしれません。大抵の人にとって「楽」は価値が低いものです。

「気をつけ」の姿勢は集団で行動する時の「礼儀作法」のようなものなのに、全く何の関係もない「健康」と一体のものとうっかり思い込んでしまっていると思います。同じほ乳類の仲間である犬や猫は普段、「気をつけ」などしていませんし、多分そのつもりもありません。たったこれきりの観察からでも、努力して「正しい姿勢」にしていないと背骨が曲がるという情報に疑問が浮かんでくるはずなのです。人体は粘土ではないのですから。

私たちは、驚くほどあるがままの真実が見えず、その上自分の頭で考えようともせずに、よく人の言うことを鵜呑みにしています。三軸修正法というコンセプトは、このような常識に警鐘を鳴らし、私たち人間が誰でも持っている「どういう姿勢が楽か」という感覚に注目し続けました。その結果、この「楽だ」という感覚は実は非常に厳密で、大きな価値があることに気づきました。

医療が存在しなかった太古の昔から、私たちのためにいつでも何かの役に立ってきたはずの「楽だ」という感覚を再確認して、この感覚がどのように役に立つのか本書を通じて深く考えてみましょう。

考えてみればこれは至極当然のことなのですが、大人になってから常識を疑う目を養うのはなかなか大変なことです。

治療家の立場から見た「機能姿勢」

冒頭から繰り返し「機能姿勢」の素晴らしさをお話ししてきました。それでは今、この瞬間に、正確に「機能姿勢」を探し当てたら、あなたの心と体に何が起きるのかをお話しします。

「機能姿勢」に慣れてくると、たった数秒間で次のような体験ができます。

「機能姿勢」の効能一覧

①数秒で気分が良くなり、体調が良くなるのがわかる。
②深呼吸したくなり、非常に大きく息ができる。
③今の状態に長時間耐えることができる。
④目の前が明るくなるような気がする。
⑤痛みやつらさに耐えられるようになる。
⑥落ち着いて冷静になれる。

⑦多少の体の不調が消えてなくなる。

あなたがもしも、私と同じように手技治療を仕事としている場合は、この「機能姿勢」の効能一覧に目を通してください。「機能姿勢」の練習によって、このような効果があなた自身に起きたのなら、あなたのクライアントさんも自身の能力で数秒の内に体調を改善できるということです。

手技治療者は、クライアントさんを「自分が治す」という意識でいると思います。しかし「機能姿勢」はクライアントさんが自分の力で楽になれる強力な能力があることを明らかにしたのです。私の父はずっと前から「クライアントさんが勝手に治っているとしか考えられない」と発言し続けてきました。確かに外から見ると、父が「特別な何か」を手から出してクライアントさんを治療しているように見えると思います。しかし、父はもともと工業の仕事をしていたので、論理的に手から特別なものが放出されて、自分が目の前のクライアントさんの体に働きかけて思い通りの効果を上げているとは考えられないのです。

それでもクライアントさんの症状は良くなるし、他のたくさんの治療法によっても同じように症状が改善されるから、これだけたくさんの治療院が成り立っているのです。本当に不思議なのはこちらの現象です。

治療家自身の体が「機能姿勢」によって数秒間で楽になったのなら、それは毎日相対するクライアントさんにも当然起きることなのです。

本書の後半で慎重に練習に取り組んでいただければ、きっと手技療法の意味合いを変えられるでしょう。

私は２０１５年度から、治療家に「機能姿勢」から生まれる新しい手技治療をお伝えする活動を始めました。父はもっとずっと昔から、日本中、そして海外でも短時間で人が変化する事実を講演し続けてきました。本書によって、今度はあなたも数秒で人が変わることを確信できるようになるのです。万が一、読んでわからなかったとしても、前述の活動によって日本全国に訓練を積んだ治療所がありますので、安心していただきたいと思います。

父はずっと一貫して、相手が自己治癒力によって数秒間で体調を改善できるならば、治療家とは何をすべき存在なのか教え続けています。その教室には、プロの治療家だけでなく、一般の人も多数通ってこられます。

「機能姿勢」は単なる健康法を超え、世の中のあらゆる事柄を理解したいという意識を持った方の疑問に答えます。とても不思議なのですが、「機能姿勢」は「やり方」でありながら「～とは何か」というたくさんの問いに答えを得るジグソーパズルのピースとしても機能します。

「機能姿勢」の視点から見ると、世の中の非常に広範囲の出来事が簡単に理解できます。この視点を、三軸修正法の360度自由な視点と呼ぶのです。

「機能姿勢」は、私たちのどれほど広い範囲の行動原理になっているのでしょうか。後にその具体例をお話しします。

「機能姿勢」の発生原理はわからない

「機能姿勢」は、わずかな体の動きと数秒の時間でできる健康法ですが、ここで一つ注意しなければならないことがあります。それはこの「機能姿勢」が効果を発揮する理由を確かめる手立てはないということです。

とかく健康法の世界には、ある人が「そう言っている」ということと、「真実である」ということを同じ扱いにしてしまっている勘違いが多く、いつまでも終わりのない混乱の元となっています。その一つが何でも「気の流れ」にしてしまう説明の仕方でしょうか。

「機能姿勢」は長期間の訓練も要らず、自分自身で効果を確かめられます。ですから、父も三軸修正法には練習は要らないと言ってきました。

「機能姿勢」がなぜ「ホッ」とする効果を持つのか、その理由を考える必要はないのです。電気のスイッチを入れたら明るくなるとわかれば、次からは誰もいない時にはスイッチを切るなど、使い方の工夫に移れば良いのです。

機能姿勢はスイッチのようなもの

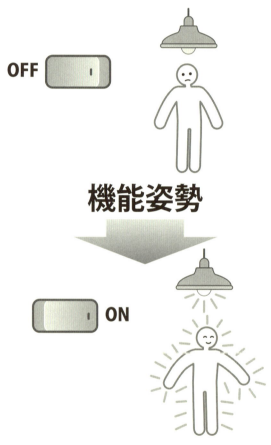

単純に「機能姿勢」を取れば楽になる。それは電気のスイッチと同じようなもの。使い方さえわかれば、そのメカニズムまで考える必要はない。

治療家である父はある時、人体を解剖学の知識で説明するのではなく、架空の小さな粒の集合体だと思って施術方針を決めても、治療の結果に違いがないことに気づきました。これを「三軸的粒子」と呼んでいます。「三軸的粒子」は非常に小さく、質量と多少の回転だけができる。つまり力学的な剛体です。

複雑すぎる生理学的な人体ではなく、この単純な粒子に働きかけるつもりで手技療法を開発しても、施術効果は全く同じなのです。体中同じ「三軸的粒子」なら、体中が同じ原理から生まれた操法で済むといえます。

その原理とは、ニュートンを始めとした力学の基本知識です。質量のあるもの同士が引かれ合ったり、運動方程式、釣り合い、作用と反作用、回転モーメントなど、ありとあらゆる力学の法則が三軸的粒子の振る舞いには適用できます。ジャイロの原理のプレセッションなどもその一つです。

そして、実際にたくさんのクライアントさんに対し、施術してみたのです。その結果、解剖学的な知識に基づいた施術でなくても、全く同じ施術効果であることがわかったのです。非常に不思議なことですが、何十年もクライアントさんの体調を手技療法で改善し続けた実績から、確かに人体のとらえ方は一つではないことがわかりました。

そして、それ以上理由を考えても答えは特定できないことを、父は最初から知っていました。私たちはそれほど自分の体のことがわかっていないのです。それでも生まれてから今まで機能し続けて生きているので、無意識ではわかっているはずです。しかし、意識では理解できないので、それ以上考えるべきではないという線引きが非常に大切です。

このボーダーラインをどこに置くべきか判断するためには、多少幅広い知識が必要かもしれません。特に工業界の知識を浅く広く知ることで、このことが合理的に決められるようになります。「ここまでは論理。でもここからは、やってみて経験を積み重ねることで結果を類推するしかない」。このようにハッキリとした境界線がわかると、何事も効率よく考えられます。三軸修正法の教室において、治療法とは直接関係ないと思われがちな物理学や力学の初歩を学ぶ理由がここにあるのです。

本当はわからないはずのことを、わかるかのように話すことはいくらでもできます。例えば、「黒い猫を見かけたら良いことが起きる」という情報には楽しさを感じます。しかし、「～が原因で良くないことが起きる」という情報の中には、聞いている人が真偽を確かめられないものがあまりに多いと思います。

そこで、登場するのが「～さんがそう言っているから正しい」という基準です。それらしいけれど、何の根拠もない真偽の判断方法です。

ここに健康に関する混乱の元があるので、父と私の三軸修正法は「わからないものはわからない」と宣言することにしています。テレビもスイッチを入れれば画面に映像が映り、音が出ますが、その構造はほとんどの人が知らないまま使っています。今でもテレビの動作原理などほとんど誰も知らないので、「小人が、中に入って演技している」と言えば信じてしまう人はいると思います。健康法とは今でもこのようなものです。

本書で紹介する方法を行ったり、三軸修正法認定治療院で指導を受けることによって、「機能姿勢」の効果の真偽は自分自身で確認できます。発生原理は私にもわかりませんが、使えることがわかれば、次にはどうやって応用して快適な生活に役立てられるかを考えれば良いのです。

おそらく工業界には「誰々が言っているから真実だ」という考え方はどこにもありません。真実かどうかは試してみればすぐにわかることであって、具体的には書いてある通りの結果が出るかどうかだけが大切です。

三軸修正法は、人間の健康に関してできるだけ「誰かがそう言っているから正しい」という勘違いを常に取り除こうとしています。健康や体調のような、数値にできない個人ごとの感じ方を扱う時に、確かと思えるものは「試した人が自分の体感覚で納得できる」ことだけだと考えています。

「機能姿勢」の効果は、ご自分で確認してください。正しくできれば、効果は数秒間の内に確認できます。

2

三軸修正法の核心「機能姿勢」

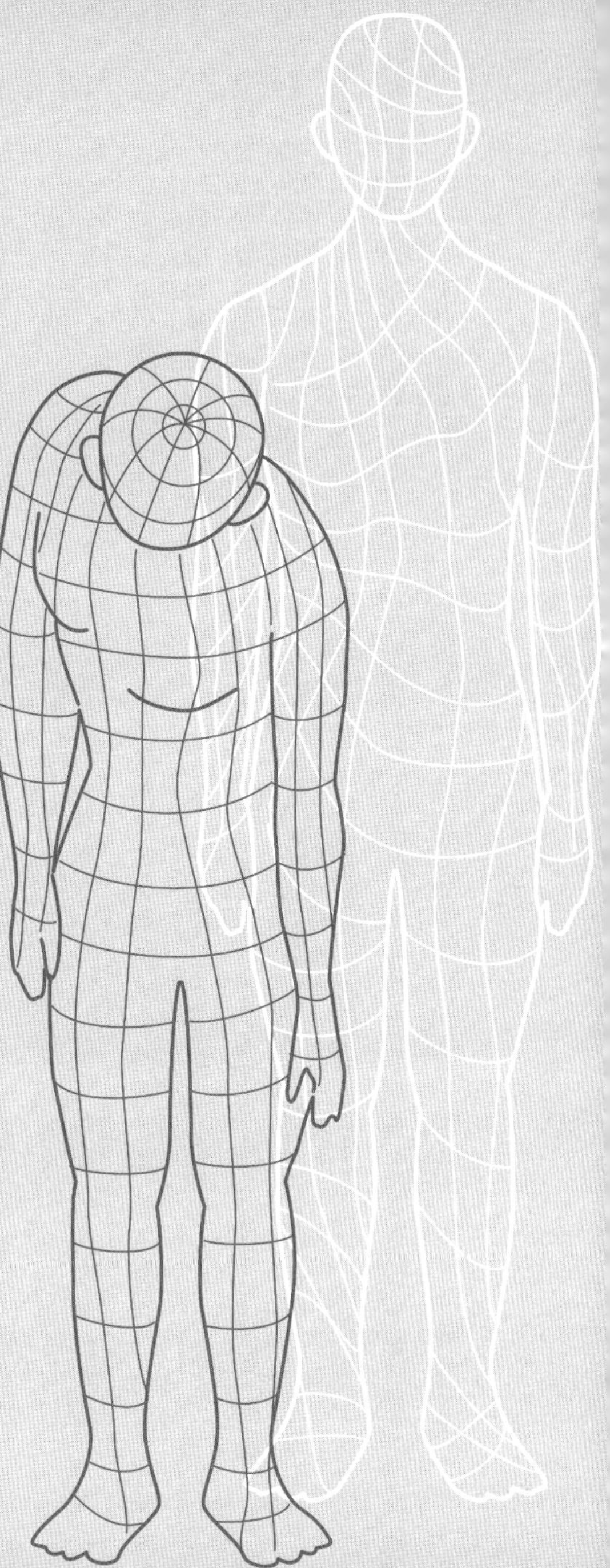

三軸修正法とその歴史

父が三軸修正法というコンセプトを新宿の教室で提唱し始めたのは、まだ都庁の高層ビルが目の前にそびえるなど予想もできない時代でした。

このコンセプト（Concept）という言葉は、実は妊娠する（Conceive）と同じ語源から発生した言葉です。常識にとらわれずに、三軸の周りに３６０度自由な視点をもって考えようという基本コンセプトが決定した時点で、生み出される子供の姿がほんのわずか見え隠れしていました。そして、かれこれ30年余の間に私に引き継がれ、熟成を重ね、ついにこのコンセプトは一つの具体的な「やり方」を子供として生み出しました。これも長きにわたって協力してくださった方々のおかげと日々感謝しております。

航海士だった父は、いくつかの仕事を経て手技治療の世界に身を投じました。そのきっかけになったのは私の大病でした。小学校４年の時に嘔吐と発熱を発症し、１年後には左半身が麻痺して動かせなくなりました。大学病院から「脳腫瘍」と診断され、半年の命を宣告されたのです。

その後、奇跡的に素晴らしい医師と出会い、復活のきっかけを得たものの、左半身を何年も動かさなかったために発育の度合いが左右で違ういびつな体となりました。また、傷ついてしまった精神を健常な中学生、高校生の状態に戻す努力が必要でした。

ところが昭和50年頃は、リハビリテーションもカウンセリングも未発達で、父と私は何をすれば良いのかわからず、民間医療の世界を巡ることになりました。そこで治療法に強い好奇心を感じた父は治療家となり、私は自分のために心の世界を探求することになりました。

「機能姿勢」は、常識にとらわれて気をつけの「正しい姿勢」が健康に良いという根拠のあやふやな思い込みに対するアンチテーゼとして、父が提唱した健康姿勢です。そして、私が自らの実体験から開発したＱメソッドという心の健康法が、意外なところでこの「機能姿勢」と一つに収束して、心と体の両側面を改善できる新しい「機能姿勢」となり、本書で紹介できるようになったのです。

このように、後で応用の利くマスターピースを探していれば、工業界でなくても当然一つに収束していくのです。医学的なエビデンスはすぐには得られませんが、あなたは実体験として直接効果を感じられます。

父と私の親子リレーによって生まれた新たな「機能姿勢」、その誕生の歴史は、父の幼少時代の体験から始めなくてはなりません。

父が最初に職業としたのは、世界を巡る航海士でした。長野県松本市に生まれた父は、夏には黒々と荘厳な威厳をたたえ、冬には美しく雪化粧する3000メートル級の山々に囲まれ育ちました。松本市は年間を通じて晴天の日が非常に多く、乾燥しているにも関わらず、80％が森林であることから豊かな水が湧き出る素晴らしい環境でした。日の落ちた後、野原で寝転びながら、澄んだ空気の彼方に降るように瞬いている星々を眺めていると、田舎に住む少年の思いはついついもっと広い世界を目指すのでした。

昭和の初め、11人兄弟の末っ子として生まれた父には、毎日兄弟から大量の情報が寄せられます。今から考えれば、子供がどこかで聞いただけの情報ですから怪しい話も多かったと思います。しかし、一度も見たことのない青い海と、その先にあるという外国の話には、父の想像力をかき立てて離さない魅力が一杯で、いつしか自分が山に囲まれた地に住んでいることに切なさを感じるようになったそうです。

その当時、外国に渡る手段としては船に乗るしかありません。誰も知らない富山の商船学校へ一人で向かった父の背中を後ろから押したのは、ひとえに「好奇心」でした。好奇心は三軸修正法の最も深いところにあって、今でもずっと父と私の背中を押し続けています。

父は航海士としての十数年間、世界一周を含め七つの海を何度も渡りました。兄弟から聞いた異国の話を自分の目と耳で確かめる旅は非常に楽しく、コンテナ船が主流の現代とは違い、港における荷役の期間が長かったので、上陸してとても豊かな外国体験がたくさんできました。少年の頃からの好奇心をずっと持ち続けると何が起きるのか、その答えは想像をはるかに超える素晴らしいものでした。

しかし、航海士として十数年を過ごしたその後、運命とはわからぬもので、船を降りることとなり、畑違いの金属の焼き入れ工場を経営したり、民芸品の製造会社を経営したり、様々な職業を体験することとなりました。職業が変わる度に家族の生活は激変したのですが、父によれば、様々な職業の根底にあるスキルはどこか似たような感じがしたそうです。

例えば、すべての仕事に共通なスキルといえば、コミュニケーション能力だとか、リテラチャー（読み書き）などが浮かんでくると思います。しかし、もっと根源的なある種の感覚が、不慣れな父をいつも短期間で新しい仕事に適応させました。そして持ち前の好奇心と合わせて、ずっと父の健康維持を助けてくれていた気がします。もっと根本的に共通なものが隠れていると感じたのです。これが、後に三軸修正法の健康法の原点である「機能姿勢」につながるのです。

染みついた常識が病気を重くしていた！

私たち家族の人生の転機は、父の職業が変わる度に何度も訪れました。その転換点がやってきたのは民芸品の製造業で忙しくしていた時で、私が小学校4年生の時でした。

松本にはあまり降らない雪が珍しく数十センチ積もったある日、家の近くの坂道でソリ遊びをして転げた拍子に軽いむち打ち症を負ったのです。その後、原因不明の嘔吐と発熱が続き、整形外科に入退院を繰り返しながらだんだん症状が重くなっていきました。一年経つ間に、だんだん左半身が動かなくなり、ついに原因不明の半身不随で地元の大学病院から「脳腫瘍で半年の命」と宣告されてしまったのです。

その頃、ウィリアム・ホールデン主演の「クリスマス・ツリー」という映画が上映されていました。放射能のため白血病に侵された子供があと半年と宣告され、その半年を子供の望むとおりに過ごさせてやろうと欲しがるものはすべて与えたのですが、ついに努力もむなしく、クリスマスの夜に子供が天に召されるという話でした。

両親はこの映画に感動したのですが、こんな映画のような状況がまさか我が家に降りかかってくるとは夢にも思わず、大変苦しい思いもしたそうです。

しかし、幸運なことに東京大学の付属病院で鹿児島出身の素晴らしい医師と出会い、実は主に精神的な問題で、半年の命ではないとわかったのです。当時ＣＴやＭＲＩなどない時代でしたから、原因不明のまま検査を繰り返すと脳腫瘍しかあり得ないという結論になるのも、やむを得なかったと思います。

その先生の正しい診断によって脳の手術の日程はキャンセルされ、数十年たった今、私は三軸修正法の研究と普及に努力しています。あの時、奇跡的に治癒のきっかけをいただかなければ、今頃どうなっていたことでしょう。

しかし、この出来事を見る視点を、病気の当事者である私の視点に変えると、同じ事件が多少違ったものに見えてきます。

私は生まれつき、これ以上ないほど臆病で、加えて「超」の文字が相応しい肥満児でした。その上、父が航海士だったため母一人に育てられた私は、よく女言葉で話していたのです。外国から帰る度にそんな私を見て、父は鍛えなければ大変だと思ったのだと思いますが、わけもわからずよく怒鳴られ、叩かれたものです。もともと臆病な私は、毎日父の一挙手一投足にびくびく怯えながら生きていました。

そんなある日の入院でした。ところが病院で医師や看護師に今までにないほど大切にされて、深い安心を感じた私は、意識せずとも病院に逃げ込むことを選んだのだと思います。

私は、どのようにして自分自身の病気を重くしていったのでしょうか。実は情けない自分を責めつつ、ひたすら周りの期待に応えようとしていただけなのです。治療者の観察結果だけならば、理解されないことです。

「それだけでどうして？」と不思議に思われる方も多いかもしれません。例えば、病院において様々な科を検査で回ります。その度に家族は担当医師に説明をすることになります。「この子はこういう症状でこのようなことをするとこのように感じます。それからこのような検査を受けた時にこのような反応でした」と。このような説明の中には、一切私が正常であるという情報は入っていません。病院は正常な人が行くところではないので、普通とは違う部分の説明だけが求められ、そしてまたその科で指摘された異常な部分が説明に加わることとなるのです。

大の大人が一生懸命に私の症状から原因や治療法を探そうとしている姿を見て、たとえその場で私が感じているのと違う事実が語られていても、反対意見を言える子供は少ないと思います。ついつい、「はい」「はい」と答えるうちに、いつしか周りのネガティブな期待通り、その病状が目標となるのです。

つまり、生まれつき気が小さくて、頭で考えて良い子ばかりを演じてきた私は、病院と両親が問題だと信じているそのままの子供を演じるしかなくなります。そのうちに、本当に手足が動かない状態を自分自身でも気づかないうちに作り上げるのです。気がつくと左半身を動かさないまま一年、二年と年月が過ぎて、本当に発達の差がある異常な体つきになっていたのでした。

信じ込む力は、こと健康に関して非常に大きな影響力があります。それが、自分自身の気づかないうちに信念となっていった場合、とても真実とはほど遠いことまで「当たり前」となってしまうのです。健康に関する常識も同じようなものです。自分が意図しないまま染みついた常識は、その存在に気づくことすらできません。そして、気づくことができないものに気づき、真実をそのまま見られるようになることは大変困難なのです。

「機能姿勢」という考え方が生まれて、本書において、言葉で「機能姿勢」を他の人に伝えられるようになるまでの過程は、私が脳腫瘍と診断された状態から社会復帰するのと同等以上の努力が必要でした。

常識を超えた様々な治療法にも効果があった

さて、謎の病気の原因が脳腫瘍ではないとわかりましたが、数年間左半身を動かしていなかったために体はひどく歪み、鎖骨の太さまで、見たらすぐにわかるほど異なっていました。

その頃、この状態の息子のリハビリ施設など日本中どこにもないと知った父は、その先生にこれからどうしたら良いのか聞くと「あなたがお父さんでしょう！　あなたが考えて実行しなさい」と強い語調で叱られたそうです。

その日から、何をすれば良いのかわからない家族と私の試行錯誤は始まりました。

親切な方は、途方に暮れている私たち家族に「あの治療所に行くと良いよ」「あの先生は評判がいいから」という情報をくれます。病院の先生から「自分でやれ！」と言われてしまった父と母は、もちろん片端から訪ねてみることになります。

あまり医者にかかったことのない父が知っている民間療法は、子供時代に走り回って転んだりした時に受けた、近所のおばあさんの手当てでした。そこでは、小麦粉と何か黒い粉を混ぜたものを貼り付けて手を当て、何やら呪文のようなものを唱えるのです。すると途端に痛みが引いて安心感が広がり、その怪しい湿布のようなものが剥がれると傷も治っていました。

　現在も鍼灸やあん摩を始め、実に様々な民間療法が存在し、すべてがそれなりの効果を上げていることは、父の持ち前の好奇心に再び火を付けることとなりました。

　近所の親切な人たちが勧めてくれたのは、治療院の名人だけではありません。神仏への祈祷の勧めもたくさんあり、ヘビの祟りだと言われて家のある方角にお札を埋めてお祓いもしたことを覚えています。

　また、姓名判断のアドバイスを受けて、幼

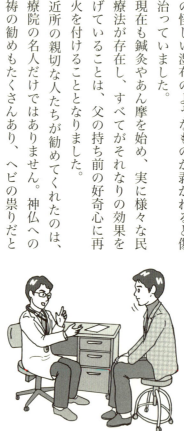

父は医者から「あなたが息子を治癒に導きなさい」と言われた。そして様々な民間療法を試みた結果、常識を超えた方法にもそれぞれにしっかりと効果があった。

少期に体が弱い画数だと言われるままに家族全員の名前を3年間ほど変えたこともあります。今でも私の中学時代の同級生は私を「のりかつ」と呼び、それ以外の同級生は「ごろう」と呼ぶのです。

そのように、私の家族にとって新しいことを試みる度に、一つ一つの直接の効果はわかりませんが、確かに家庭の雰囲気は一変します。するとそこで起きている出来事もその雰囲気に相応しいことに変わっていくのです。

試しに、いつも近くにいる親しい人を別の名前で呼んでみてください。最初の数回は非常に違和感があると思いますが、役者の芸名のように、大した時間を使わずとも人は新しい名前に慣れていきます。

静岡の高名なヨガの道場に預けられたこともあります。最初は父と7日間の体験入門に行ったはずが、ある朝、父がいません。事務所の職員に聞くと、父だけ一人で帰ったといいます。それから父が母と共に迎えに来たのは、2か月近く後でした。何とヨガ道場に置き去りにされて財布も事務所に預けてしまうので、その間は連絡すら取れなかったのです。

今では笑い話ですが、その頃、今なら児童虐待を推奨しているような「スパルタ教育」という教育法が流行っていました。その道場では冬でも上半身裸で朝早くから非常に厳しい訓練をした後、道場の横に流れている氷の張った小川で水浴をし、真夜中を過ぎてもいつ終わるともなくロウソクの火を見つめて瞑想したりしていました。

そのような今の常識から大きく外れた方法でも、他のいろいろな治療法と同じようにちゃんと効果があり、私の体は徐々に正常に見える体型に戻っていきました。脳腫瘍ではないことがわかった時には3分もまともに歩けなかった私が、2か月後には毎朝行われる5キロのマラソンを走りきれるようになったほどです。

ところが、学校に行かなかった時期が長かったために、中学2年で割り算を知らず、小学校3年生レベルから勉強し直す必要もありました。このように、本当の病気の治癒とは、単純に症状が消えるだけではありません。もしもある瞬間に最悪のターニングポイントだけは超えられて、個人として復活の道筋を歩き始めることができたとしても、そこから社会復帰のための努力がやっと始まるに過ぎないのです。

私のように重い病気の診断を受けて、実は心の病だったとわかった時、どんな運命が待ち構えているのでしょうか。正直に言うと、昨日までかわいそうな病気の子だったのに、今日からは「仮病でずる休みをしていた子供」へ立場が変わるのです。このような自分の内と外の抵抗感とも真正面から向き合わなければならないのが、本当の病気の治癒です。

私たちのように健康に関わる仕事についている人は、これらのことを知らなければなりません。例えば「クライアントの痛みが和らぐ」ことは、わかりやすい目標であっても、本当の治癒のほんの一部に過ぎないのです。

「機能姿勢」は健康法の原理

そのような様々な経験を通じて父の好奇心も勢いを増し、いつしかあちこちの療法を勉強しに様々な治療者のところへ見学に出掛けるようになりました。その中で、解剖学や生理学、東洋思想などに触れ、体と健康に関する本を多数読みましたが、それまでの職歴の中で触れたどれとも全く違うものの見方、考え方に大いに驚かされたようです。私も随分本は読みましたが、多分その違和感の感じ方は父と同じです。

航海士は、安全確実に巨大な船を運航するために、物理、力学の知識が欠かせません。船を操っていても毎日のように起きる事象は非常に複雑ですが、いつでも最もシンプルな計算式に立ち戻れば、物体に起きる現象を理解できます。または類推の範囲を少々広げれば、非常に大きな範囲のことに察しが付いて、次なる判断の材料にできるのです。基本的に身の回りにある物体の移動や振る舞いは、ニュートンの運動方程式の応用として納得できる範囲に入ります。

つまり、いつでも思考を基本へ、より基本へと戻していけば、その過程で例外的な部分が減り、大概のことに納得できるのです。川は上流に向かって流れることは決してなく、

科学の世界では、物理法則など、様々な現象を理解するための基本知識が重要。しかし、健康法や治療法の世界では、当初それが見当たらなかった。

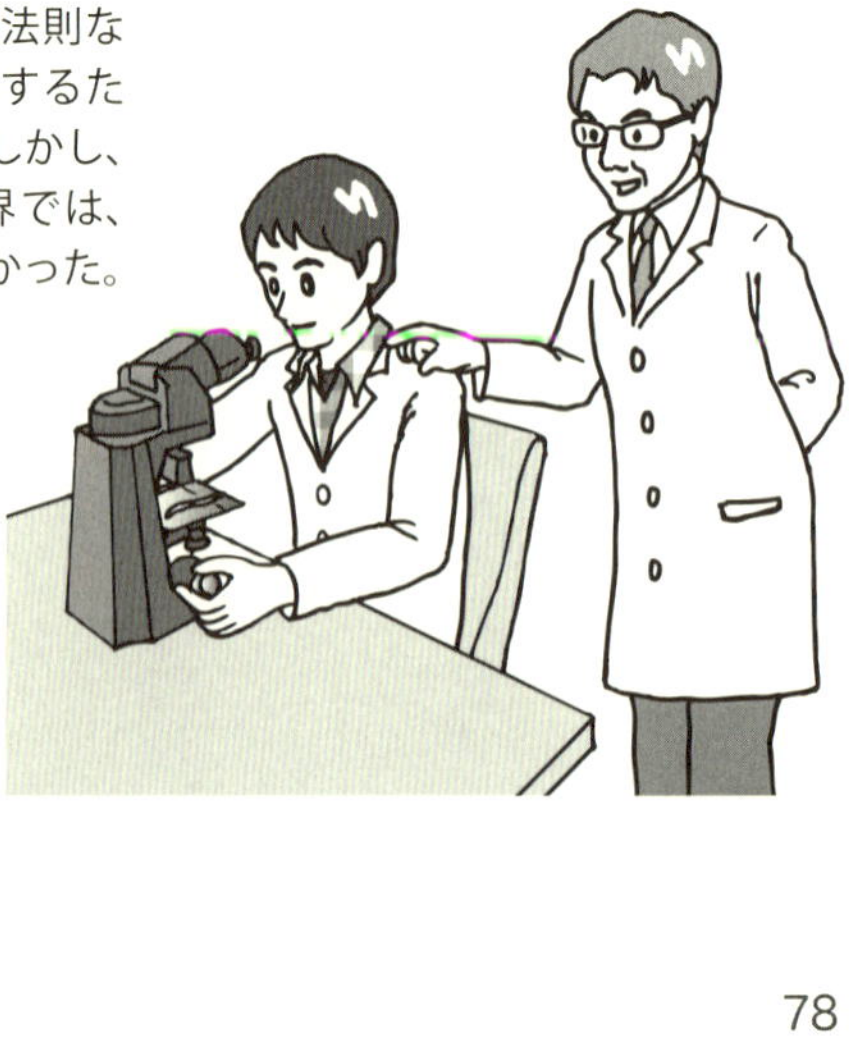

大きな船は質量が大きいためどんな方法を使っても瞬時に向きを変えることはできません。それは基本的な物理法則から予想できる通りであって、私たちの五感で感知できる物体の世界にはシンプルな物理法則から外れた現象はほとんど起きないし、起きては困ります。

普通の科学教育、どちらかと言えば理系の教育を受けた父と私は、当然のように人間を扱う治療者が全員よりどころにしている基本知識は何かということを探したわけです。それさえ知識として身に付けたら治療法もその基本知識の応用として自分で生み出すことができます。ですから治療者も工業の世界の職人と同じでそのような基本知識を求めるはずですし、当然ニーズがあるところにはそれを載せる書籍があって然るべきです。

しかし、以前の仕事のようにたくさんの情報からその基本の一言を探し続けたにも関わらず、治療法の世界にはスタンダードというものが存在しないように見えます。これにはとても戸惑いました。

各地にたくさんいらっしゃる手技治療の名人たちは何をよりどころにしているのかが、工業系の仕事をした者からは見えてこないのです。それではいつまで経っても、自信を得る基盤が得られません。実際、手技治療家の中にはいつまでも様々な療法を試すために渡り歩いている人も多いのです。

効果的な治療法を自分自身で生み出す、「種」になる知識はどこにあるのでしょうか。治療家の場合、大概は昔からの伝承に信頼を置いて、治療法に迷うと昔の文献を参考にすることになると思います。製造業が一貫して最新の技術を追いかけるのに対して、手技治療法はその反対にどんどん過去に戻っていくのです。工業に身を置いた経験のある父と私からは、とても異質なものを見るような気がします。

それならば、いっそのこと、文献が残される前はどうしていたのかに目を向ければ良いのです。こうすることで、最もシンプルな答えに行き着きます。

つまり学習の基本である文献による学習を一切せずに、今、自分自身の持っている感性に目を向けるのです。当然答えが得られるとしたらシンプルになるでしょう。得たものも当然、言葉で表現せずに済むことがベストです。

例えばあなたが「機能姿勢」を誰かの目の前で実行すると、数秒間のうちに気分が「スーッ」と良くなります。その様子を見ている人は「特に動かなくてもすぐに気分を変化させられる」ことを学ぶでしょう。「機能姿勢」は見よう見まねでできる範囲の、非常にシンプルな健康法であり、効果もその場で体験できます。もしも、数か月間の訓練の末にやっと体得できる能力なら、言葉がなければ、誰もするはずがありません。これが、「機能姿勢」は他の人の文献から言葉で勉強したものではないという証なのです。

私は「機能姿勢」が私たちの健康の基本であると思います。これ以上シンプルにできる方法もなく、すぐに効果が確かめられる方法もありません。そして誰でもすでに使っています。誰でもこれで健康度が上がります。

なぜそうなるのかはわからなくても、少なくとも工業界に必要な基本法則と同じように使えることは間違いありません。どんな方法より小さく、どんな方法より時間のいらない健康法です。

名人治療家たちの不思議

私たちの世界にある法則とは、すべてが経験則の塊です。物理法則ですら、現象が先にあったのであって、たくさんの観察の結果から得られた経験則です。どんな偉人の導いた法則も、より簡潔で使いやすい優れたものができれば、世代交代は免れないのです。当然、漢方も観察学ですし、世の中にたくさんある治療術の法則も、観察した結果という点では同じです。

しかし、科学的なものの見方に慣れた父と私には、どうしても理解できない世界が治療家の世界には広がっていました。

航海士や金属の熱処理の仕事では、たくさんの情報を仕入れると、その中に共通する法則の数を段々絞っていくことができます。どの本にも共通のことを見い出していけばいくほど自分の中で抽象度が上がり、この仕事はこれさえ守っていれば間違いは起きないという法則が固まって安心感が増していくものです。

工業の世界では、実務上の壁に突き当たった時には、「結局、基本のシンプルな法則に立ち戻ることが大事だったのだ。シンプルさと裏腹に奥が深い公式の理解が足りなかっただけだった」ということになるのです。いつでも最も初歩の基本が、最後までずっと頼りになるのです。

ところが、研究のために読んだたくさんの本の中から手技治療の方法をいくら覚えても、「すべてに共通の何か」がいつまでたっても抽出できないのです。それぞれの派の人のなかで、これが法則だと主張していることは確かにあります。でもそれがたくさんあってどれが一番の基本と言えるのかが全くわからないのです。

それにも関わらず、全く施術の方法も理屈も違う治療所ばかりなのに、とても不思議な

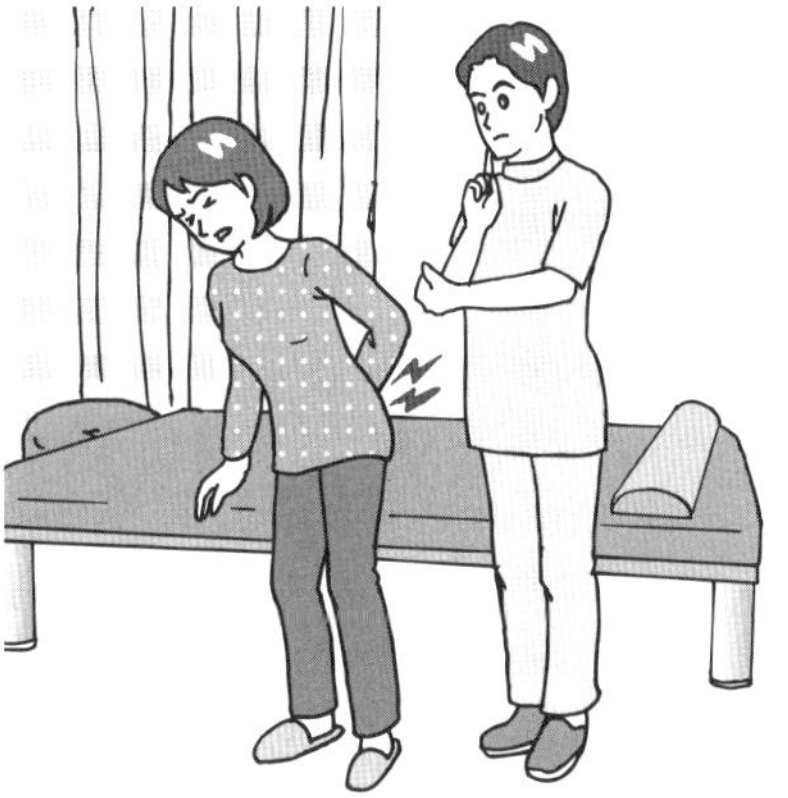

世の中の様々な治療法は、どれもそれぞれに効果を出している。しかし治療の世界では「これさえ守っておけばいい」という定まった基本がなかった。

ことにどの治療院でもそれなりに実績を上げていて、それぞれのクライアントさんに喜ばれているのです。つまりどの治療法も正しいのです。きちんと社会の中で役割があり、確かに約束している効果は得られるサービスを提供しています。

父と私はこのことに大変驚きました。なぜなら、このようなことは金属の焼き入れのような工業の世界にはあり得ないことです。例えば金属の焼き入れをするために冷やすことはあり得ません。金属の性質を変えるためには、必ず金属が熱に対して持っている一つの同じ性質を利用するためです。その中で細かいノウハウの違いはありますが、全体から見る名人芸とそれ以外の違いとは、さじ加減の違いです。

ところが治療院によって考え方と手技の方法には大変な違いがあり、冷やすところを温めたり、押しているところを引いたりするような正反対の手技すら珍しくありません。軽くクライアントを撫でる療法もあれば、強く指で押す療法もあります。正反対のことをしているように見えるにも関わらず、やはりクライアントは症状が改善され、喜んでそれぞれの治療院に通っているのです。このことが不思議だと思う人は、きっと父と私のように以前に他の産業に従事していて後から治療家になった人たちでしょう。

学校を卒業してすぐに手技治療の道に入った人は、この不思議さに全く気づかないようです。新宿の教室で、いかに治療界は不思議な業界なのかという話をするのですが、受講生の反応を見ていると、どうもぴんとこないようです。

手技治療において、ただ一つ「これでいい」という方法が見つかるのではないかと思い、ずっとさまよい勉強し続けている先生も少なくないと思います。しかし、工業出身の父と私が、これこそが唯一の治療原理になり得ると感じるものは、「機能姿勢」を除いては見つからないようです。

そういう父も、数十年間クライアントさんと相対してきた歴史を通じて、よりどころにしてきたのは、戦後すぐの頃によくお世話になった一人のカリスマ治療師の思い出でした。これもやはり不思議なことですが、手技治療は不思議な力で過去へさかのぼる傾向から逃れられないのかもしれません。

治療名人「梅田のおばあちゃん」の思い出

父が小学生だった頃、毎日外で走り回って遊び、よく転んで捻挫などのケガをしました。その度に祖母が「梅田のばあちゃんのところで治してもらえ」と父を送り出した先は、昔は旅芸人だったという噂の、小柄なおばあちゃんの家でした。

小さな坪庭の横を通って縁側に上がると、大概、障子を開け放ったままのその部屋の奥に、背中を丸めて座っていました。梅田のおばあちゃんは、40歳頃に突然閃いて人の体のことがわかるようになったそうです。部屋に上がると、町中のことを知っているおばあちゃんが、静かに町の世間話やご近所の昔話をしてくれながら、とても温かい手で患部の近くをさすってくれます。これが非常に気持ち良かったようです。

おばあちゃんの話はまるで「日本昔ばなし」という番組のナレーションのようで、不思議な安心感に包まれた父がふと気がつくと、いつの間にかケガの痛みを忘れてしまっていたとのことでした。

いつも縁側の外に何人か順番待ちの人が立っていて、屋根から落ちた人や、軽い骨折の人まで順番を待っていました。父は順番待ちの間が暇なので、五寸釘を地面に叩きつけて刺す、その頃流行っていた陣地取りの練習をしていました。そのおばあちゃんの周囲にはいつも「優しさ」と「穏やかさ」が一杯で、「もう大丈夫だ」とも言わないのに絶対的な信頼感がありました。きっとおばあちゃんは、私たちがすっかり良くなって元気に活躍することを心の底から信じてくれていたのだろうと、父はそのシーンを思い出す度に感じるようです。

最後に特製の湿布を貼ってくれて、それが取れる頃にはすっかり傷も良くなっていたそうです。父の兄弟全員で何度世話になったのかわからないくらい腕の良い治療家でした。

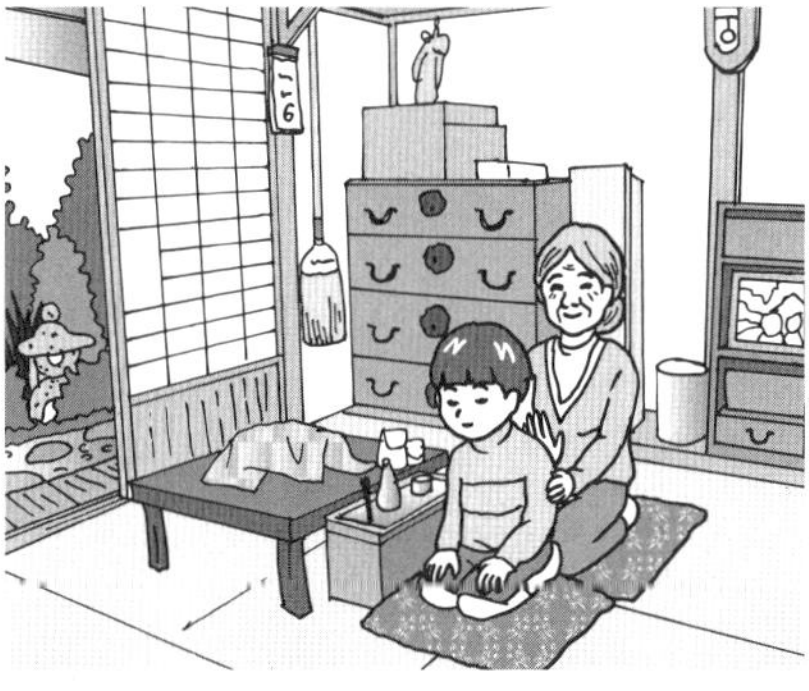

昭和 10 年代頃のこと。著者の父は、町の治療名人「梅田のおばあちゃん」に患部を撫でてもらい、特製の湿布を貼ってもらうと、いつもすっかり良くなったという。

患部の近くを撫でる以外に特別な手技があるようにも思わなかったのですが、確かに町中の人が頼りにするほどあらゆる症状が軽くなったのです。父は治療家としてすでに30年以上の経験を積み、また各地で様々な施術を受けてきましたが、今でもあの梅田のおばあちゃんの治療を誰一人超えていないように思うそうです。

時々、腰痛で長い間苦しんできた方を調整したら一度で楽になることが起きます。しかし、あのおばあちゃんも絶大な信頼を集めていて、当時からそのようなことはよく起きていました。ですから、現代の療法がいくら難しい理論体系を持っていても、実際の治癒の過程はその頃と全く変わっていないのかもしれません。もしもそうならば、私たち治療家はどこかで大きな勘違いをしているのかもしれません。そのおばあちゃんはそれほどの達人でした。

父がクライアントを治療する時にも、きっとどこかにこの梅田のおばあちゃんの記憶があって、その記憶の導きで、船の航海士から始まり、いくつもの職業を体験した末に、今の仕事にたどり着いたのかもしれないと思うそうです。梅田のおばあちゃんはそんな影響力のある素晴らしい人でした。

落ち着きのない少年と「機能姿勢」

少年時代にケガが絶えなかった父は、学校の授業中も落ち着いていられず、よく先生からチョークが飛んできました。その頃の先生は黒板用のチョークを小さく折るのが上手で、しかもほとんど大きなモーションもないまま正確に真っ直ぐ投げるのです。

その頃の父は、今で言う多動性症候群だったと思います。始終先生のチョークが飛んでくるのではたまらないので、自分なりに静かに座っているための工夫をするのですが、無理に頑張るととてもつらく苦しいのです。

しかし、そのうちにコツをつかみ、中学に入ってからは反対に物静かな性格だと思われていたようなので、きっとジッとしていることに成功したのでしょう。

しかし、取り立ててこうすれば良いという何かがわかったという記憶がないそうです。今から思えば、そのコツとはただ「じっとしていても楽な姿勢を探す」動きの中にあったのだと思います。

後にこの「コツ」を三軸修正法において「機能姿勢」と呼ぶようになりました。自分の体の健康からクライアントの調整までを、すべてこれで説明するノウハウの元が、この時すでに芽生えていたのでした。

「機能姿勢」はその後、父が様々な職業を体験した時にもずっと役に立ってきました。最初に世界を巡る航海士となった時、ブラジル丸という客船に乗りました。航海士は航海中、4時間連続して見張りをしながら揺れるブリッジ（操船に関する指揮所）に立ち続けなくてはならない職業です。客船ならなおのこと、いつもきちんとした姿勢を維持しなければなりません。体操のようなことをしなくても肩が凝ったり腰が痛くなったりしないでいられたのは、多分この「機能姿勢」のおかげなのです。

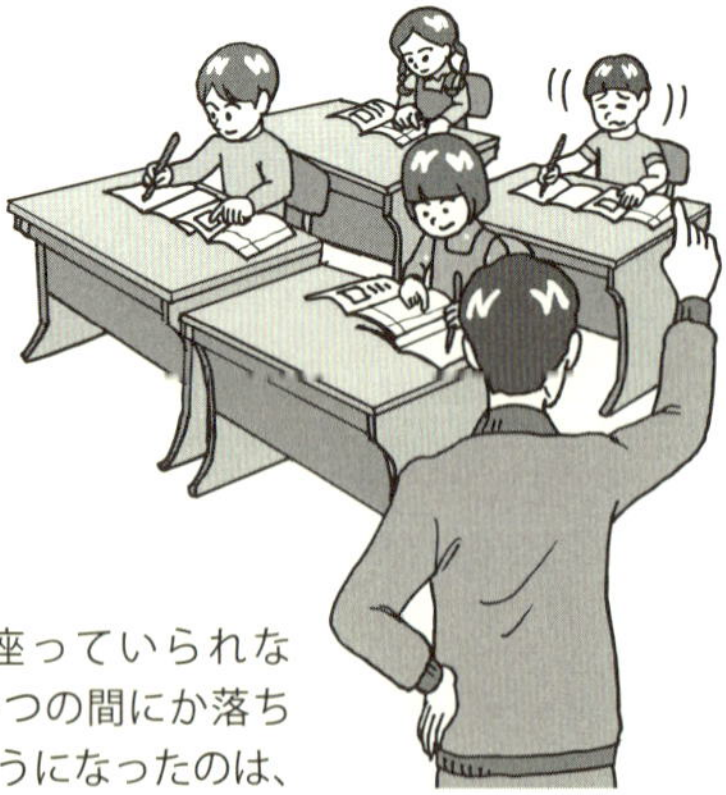

授業中にじっと座っていられなかった少年が、いつの間にか落ち着いていられるようになったのは、「機能姿勢」に気づいたからだろう。

大昔から人々が使っていた方法

落ち着かない自分自身を静めて、じっと座っていられるようになれたこの「機能姿勢」を、簡単な練習によって意識的に利用できると、多少の体の不調が数秒間で気にならなくなります。また、大きく体を動かしたりせずに「気をつけ」の姿勢を楽に長時間保つこともできるようになります。

しかも、そんな健康法が周りから見て全く気づかれないまま実行できるとは、今、あなたにはきっと信じられないと思います。なぜなら、私の治療院に毎日来院されるクライアントさんを見ていても、健康というものは一生懸命維持しないとあっという間に失われ、体の不調がやってきてしまうと信じている人がほとんどだからです。

このように、一般の常識では自分の健康を得るためには努力し続けないといけないことになっています。そのような常識の中で、「機能姿勢」のように、ほんのわずか体を動かしただけで健康になり気分も晴れ晴れする方法があるとは認めにくいかもしれません。練習しなくても普段の生活の中ですでにできているはずだと思われます。

こうして、「機能姿勢」はずっと発見されなかったのです。

実は私の治療院に来院される多くの人が一般的な「健康法」のしすぎで体調を壊してしまっています。好きなゴルフのしすぎで体調が悪いのならまだしも、健康法のしすぎで治療に通っているとは不条理です。ところが、そのそれぞれの「健康法」の中に「機能姿勢」を活用すれば、結果が違ってきます。

「機能姿勢」はどんな健康法とも相性が良いので、全く邪魔になることはありません。なぜかと言えば、非常にパワフルなのにも関わらず、普通の体の動かし方からすると桁違いに小さな動きで済むからです。

例えば、顔を左右に向けるのに10度、20度という角度ではなく、5度以下かと思える動き、それはもう動いているとも言えない動きで、大きく繰り返し頭を動かす運動と同じ効果があるのです。

これから、本書の後半にある練習を一つずつ正確に試してみてください。この「機能姿勢」を正確に修得すれば、日々の暮らしを変えられるでしょう。

私たちは、もともとこの「機能姿勢」を知っていたはずなのです。大昔から、現代のような医療がなくても成長して大人になって子供を産み、育てるまで、健康に生きられる能力があったことは間違いないのですから。「機能姿勢」ができるようになると、誰でも「もともと知っていた」と感じると思います。頑張って修得するものというより、もともとあった感覚を鮮明に思い出すような感じがするのです。

医療の発達した現代においても、自分自身に備わっている健康を維持する能力を眠らせ続けていたら、あまりにももったいないではありませんか。

一日中、いつも「機能姿勢」を心がけるだけ

世界一シンプルな健康法「機能姿勢」は、動きが小さく時間が短いので、外側から見る人の目には特に何もしていないように見えるでしょう。

それにも関わらず、生活様式を一つも変えることないまま、繰り返すほど日々の生活が楽になってくるのです。今まで続けてきた仕事、学習、健康法、日々の家事のやり方を特別に変える必要はありません。「機能姿勢」は、今までの行動すべての中に

入り込み、見た目の行動は何も変えずに快適さだけが増すのです。

半身不随で半年の命の状態だった私も、あれから数十年たった今、非常に元気です。

「機能姿勢」を完全に言葉にできたのは数年前です。その時、私は「機能姿勢」のもたらす解釈のあまりのシンプルさに思わず笑ってしまいました。

「機能姿勢」によって簡単に人の体調が変わることがわかると、副産物として世の中の出来事に新しい解釈が可能になるのです。少年時代、脳腫瘍とまで言われた自分を苦しめていたのは、紛れもなく自分自身だったとわかりました。私が自分で自分の病気を作っていった方法すら、極めて単純に一言で言い切れてしまうのです。


少年の私は「機能姿勢」から離れたまま、戻ろうとしなかっただけだった。


そうなのです。普通の言葉に翻訳すると、私は具合が悪い自分を選んでいたということになります。

その後も私は、会社を経営したり、子供を成人させたりできてはいても、些細なことに不安になり、息苦しくなってしまう症状が残っていました。しかし、これがわかってからは、**朝から晩まで、「機能姿勢」から離れてきたと思う度に、また「機能姿勢」に戻るという作業をしました。そのように心がけたのです。それだけで、日に日に心と体が楽になっていきます。他に難しいことを一切考える必要はありませんでした。それだけ続けていれば、なぜか少しずつ、しかし確実に全体が楽になっていきます。**

こうして、私は生まれた時からの気の小ささからも本当の意味で開放されました。どんなに不安を感じた時も、どうせ2、3秒で「ホッ」とできるのですから。

不安を感じないのではなく、もし感じてもすぐに解消できるという確信こそが大事だとわかりました。「不安なんか感じても、どうせ消せるから構わない」と思うことこそ、本当の安心感なのです。

そしてやっと、少年時代に体験した重大な心と体のトラブルから回復できました。なんと長い道のりを歩んできたことでしょうか。それにしても、求めていた答えがどうしてこれほど簡単なのでしょうか。

私の父は今年79歳になりますが、特に何も努力しなくても健康に心配がありません。これも30年近く「機能姿勢」と共に治療に励み、立ち居振る舞いすべての行動を、最も無理のない、厳密に楽な姿勢を保ちながら行っているからです。

父は毎日クライアントさんを調整する時、ずっと「機能姿勢」を保っているのです。ただ立っている時から中腰の時、寝ているクライアントさんに何か施術をしている時、クライアントさんを玄関に送り出している時、その一挙手一投足を「機能姿勢」と共に行っているのです。これが、仕事をしながら同時に健康法を実践できるという見本です。

「機能姿勢」は、ほんのわずかな動きだけで効果を上げられる健康法ですし、もともと使っているのですから、誰でも父と同じように気持ちを若い状態に保てるようになるのです。

心のトラブルも一瞬で解決できる！

私の体験からすると、心のトラブルも「機能姿勢」を活用するだけで楽になっていきます。こちらは体の治療法ではないので、Qメソッドという最強のメンタルパワーを手に入れる方法としてセミナー活動をしています。

「ホッ」とした時、気楽になるのと同時に適切に体も緩みます。あくまで私の体験をお話しするに留めますが、ヒステリー状態から脱出するのに「機能姿勢」だけで良いと思います。「機能姿勢」ほど、楽な方法もありませんので、試してみてください。

私が、心理学を差し置いて「機能姿勢」は究極だとする理由は、「同調」にあります。自己啓発とメンタルの健康を主なテーマとしているQメソッドと、三軸修正法の「機能姿勢」がどこで一致したのかといえば、本書の数か所に出てくる言葉、「同調」です。この現象が起きる時の姿勢が「機能姿勢」なのです。

この同調が実現できると１００％「ホッ」として、開放感を得られます。就寝時にあなたが姿勢を微調節する時、あなたの狙いはこの同調なのです。うまく同調できれば、楽に寝つけます。

私がこれを究極だと確信する理由は、この作業には、一切の「言葉」も「イメージ」も使っていないからです。言葉もイメージもどちらも記号です。記号論からすると、恣意的に、つまりデタラメにどんな物事を結びつけても良いものです。すべての学問は記号で成り立っています。

言葉を駆使して自分の心のことを考え続けた結果、私は命を落としかけました。著名な作家や学者が命を落とす原因も、似たようなことかもしれないと思うのです。私たちが健康を維持するための能力は、一切の学問が生まれる以前から機能しているものです。つまり、記号を必要としない方法こそ、もともと誰もが持っている本物の健康法なのです。

「機能姿勢」はまさに、その条件を満たしています。好奇心一杯の子供だった父が純真な心で感じた「機能姿勢」の重要性は、言葉で言えばこのようなことになります。

言葉による感情表現は、複雑な「状況」と、単純な「機嫌の良し悪し」を一言で記号化したものだと思います。つまり私の考えでは、あなたが感じているのは単に機嫌の良し悪しだけです。そこを、記号を介在せずに制御しているのが「同調」なら、すべてのつじつまが合います。すると、心のコントロールは、これから同調状態をどう実現するのかという作業に変わるのです。家庭や職場で、周りの人との関係を良好に保つ単純な努力がここに見えてきました。

つまり、朝から晩まで、できるだけ「機能姿勢」から離れないように生きれば良いのです。少し否定的な感情を感じたら、その度に「機能姿勢」を探って「ホッ」としま す。そして、機嫌がある程度良くなれば、例えば「生きるべきか死ぬべきかそれが問題だ」などというアイディアは浮かんできません。

これは、悩み事のすべてに共通の解決方法と言えましょう。特に個人の心の健康に関しては、これしか必要ないと確信しています。

この作業は、時によって歩みが遅いような気になるかもしれません。しかし、その時焦らなければ、途中から気楽さがペースを上げて増えていきます。ですから、あまり大きな変化が起きなくても「機能姿勢」にまかせて安心し、少しずつでも楽になり始めたらしめたものです。あなたの変化は意外に早く訪れます。

「機能姿勢」を実践する度にすでに気分が良いのですから、その道筋で正しいことが誰でもわかります。「機能姿勢」は、どんな活動も一切邪魔しないほど小さくシンプルで、ほとんど何の知識も要りません。もともと全員に備わっている能力なのですから当然です。

子供の頃の私のように心にトラブルを抱えている人は、「もっとポジティブなことを考えましょう」と言われても、「考え方」は変えられないと思います。

それは多分、「考え方」は「機嫌」がベースになっているからです。機嫌が悪いということは体の調子が悪いのとまったく同じですし、機嫌が悪ければポジティブなことは考えられません。

ですから、今の考え方が悪いから考え方をまず変えようとはせずに、何の意味もなく気分を良くすることができる「機能姿勢」を最優先にすれば、そこから浮かぶアイディアは自然と肯定的になります。

これはビジネスをはじめ、ありとあらゆる分野に非常に大きな変革をもたらす可能性があります。なぜビジネスに役立つのかといえば、いつも「機能姿勢」という一定の作業手順でどんなことに対する抵抗感でも減らせるので、仕事のメンバー全員が新しいことにも怖がらずチャレンジできるからです。

次に「機能姿勢」が心にもたらす作用を図にしてあります。

機嫌を変化させずに、「否定的な考え方」を「肯定的な考え方」に変えることは無理だと思います。ですから、病気の時に肯定的なことを考えるのは難しいですね。反対に機嫌が良く、ノリのいい時に否定的なことは考えにくいものです。

ですから、肯定的なアイディアや言葉が必要な時には、前もって機嫌が良い必要が

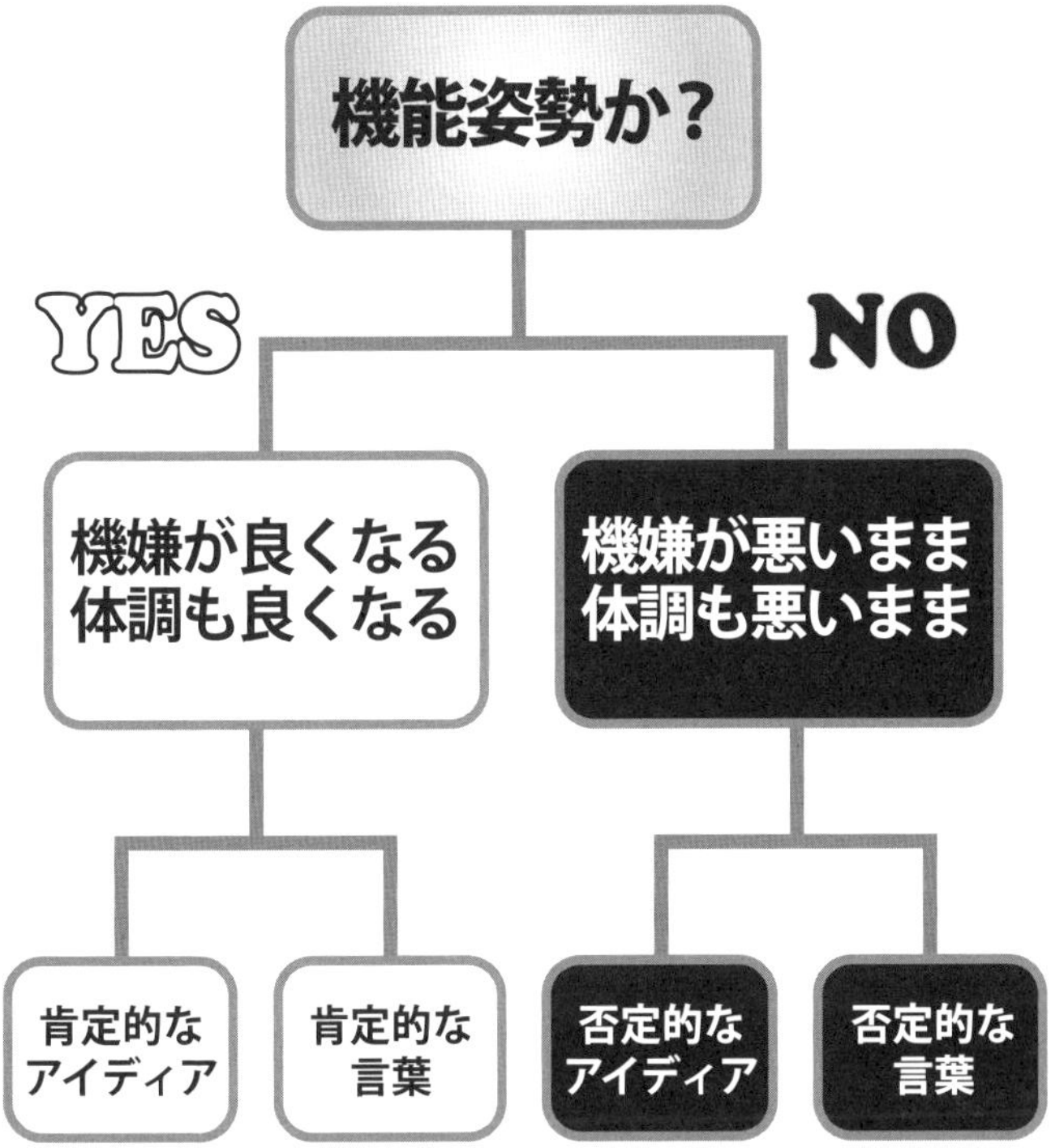

「機能姿勢」を取っているかどうかで、機嫌・体調の良し悪しや、考え方が肯定的か否定的かが決まる。

あるのです。ところが、機嫌が悪い時にはその原因を考えてしまいがちで、突然機嫌だけ良くする方法などありませんでした。ところが「機能姿勢」は、何の意味もなく「ホッ」とし、繰り返すと確実に機嫌が良くなってしまうので、前の図の通り、「機能姿勢」を取るだけで、肯定的なアイディアや言葉が浮かんでくるのです。

「機能姿勢」がなぜ存在するのかは、多分誰にもわかりません。おそらく脳の無意識と意識の関係によるのだと思われますが、各研究機関で解き明かされるのを待っているとこれから先もかなり時間が掛かるかもしれません。

それでも「機能姿勢」の使い方だけは完全に私たちにわかるのです。きっと意識的に知識を身に付けようとしていなかった昔から、使い方は知っていたのだと思います。あたかも電気のスイッチを入れると明かりが点くような、簡単なルールだけ知っていれば、「機能姿勢」の使い方としては充分でしょう。

「機能姿勢」独得の開放感は、いつでも体調の改善と同時に感じられます。具体的には、「ホッ」とするのと同時に呼吸が楽になるのです。「機能姿勢」のような単純なことだけを実行すると、あれこれ試すよりももっと自分の心と体のことがよくわかるのです。あなたの体は、解剖学のように部分に分ければ複雑です。しかし、細かく考えずに「機能姿勢」から離れないようにしていれば、自分の心と体はなんとなくうまくいく気がするという、単純な見方も充分可能です。

医療がなかった時代には、生きることに精一杯で、健康に関して私たちにできることなど、動きも時間も必要ないこの「機能姿勢」程度のことしかなかったはずです。

それでも、人類が繁栄してきたという実績から、食べ物を探したり子供を育てたりできる能力は、必ず持っていたはずです。今の平和な世の中で元気がない人がいたとしたら、一度「機能姿勢」を心がけてみてほしいと思います。

「機能姿勢」なのかどうかは自分でわかる

「機能姿勢」が正確にできた時、きちんと誰にもわかるかたちで「同調サイン」の感覚が得られます。後の練習法の中で詳しく述べますが、「スーッ」と大きく息を吸い込みたくなり、「ホッ」とする安心感を得るのです。

練習の時にこの状態を体験できないとしたら、その時にあなたは正しい「機能姿勢」ができていません。このプロセスの成否は自分で確認できますから、間違えようもありません。

一度でもこの「同調サイン」を体験できたら、その後は使えば使うほど「同調サイン」を体験することが簡単になっていきます。あとは朝から晩までこの感覚から大きく離れないように生きれば、毎日少しずつ、しかし確実に後戻りすることなく生活全体が楽になっていきます。

人によっては、変化がはっきりと感じられない方もいます。ところが、繰り返しになりますが、私たちは全員5分間のトイレ休憩に用を足して帰ってこられます。あのトイレでの「ホッ」とする感じの時、あなたは完全に「機能姿勢」です。あの時の開放感のことを言っているので、できない人は一人もいないのです。

数秒に一度ずつ、体感的にまったく同じ感じを得られるのが「機能姿勢」という健康法です。

これを聞いて、「なるほど、あの感じを一日中得られれば、体の不調や心配事もなくなってしまう気がする」と想像することは、それほど大変ではないと思います。

一回ごとの「機能姿勢」はこれ以上ないほどシンプルですが、その応用は無限に広がります。日々の生活を楽にし、スポーツや音楽の練習の継続を楽にし、企業の目標達成を楽にし、すべてのモチベーションを維持する基本スキルになるでしょう。

また、あなたの健康の維持を楽にし、気持ちも良くなりますから、バランスを崩してしまった人間関係の修復も楽になると思います。

素晴らしい効能を書けば書くほど、難しい訓練が必要だと思われるかもしれませんが、「機能姿勢」はまったくその正反対にあるために今まで発見されなかったのです。「灯台下暗し」という通り、私たちは、あまりに近すぎるものにはかえって気づけないものなのです。

最小単位の健康法こそ、すべての基本

ＩＴ社会の現代において、コンピューターは驚くほど何でもできるように見えます

し、タブレット端末の登場で、ほとんどキーボードすら操作しなくても目的が果たせるようになりました。ロボットを通じて、介護など私たち人間の暮らしにコンピューターが直接関わるようにもなってきています。

しかし、見た目の派手さと裏腹に、そのように応用範囲が非常に広いものの特徴として、必ず原理がこれ以上ないほど単純なのです。私は、コンピューターをプログラムして機械を制御するのが好きですが、驚いたことにコンピューターの基本原理は複雑さの正反対です。大元の原理とは家の壁についている電灯のオン・オフのスイッチと何も変わらないのです。スイッチを入れると明かりが点く、スイッチを切ると明かりが消える、それだけです。

しかし、そのスイッチを何万個も並べて素早くオン・オフできたら、明かりの点灯スイッチと別のことができることを、コンピューターの父、フォン・ノイマンを筆頭に何人もの科学者が気づいたのです。今でも無線の訓練に、モールス信号という情報伝達方法があります。「SOS！（助けて）」を表すには、ツツツ、ツーツーツー、ツツツと手元のスイッチを入り切りすれば良いのです。

この信号を自動的に速くしたのが、今のスマートフォンやパソコンなどです。そう思うと、世の中はそれほど複雑な原理でできていないように思えてきますね。

　これから練習していただく「機能姿勢」は、私たちの心と体すべてに関わっている健康のオン・オフスイッチと言っても良いと思います。

　スイッチの単純なオン・オフによってパソコンで文字、画像、動画、音楽のようにたくさんの種類の情報がやり取りできるのと同じで、非常に小さく速い健康法の「機能姿勢」は、私たちの健康とありとあらゆる行動に関係しています。ですから「機能姿勢」を意識的にコントロールすると、生活のすべてが楽に、気持ち良くなっていくのです。

　そして「機能姿勢」の応用は無限に広がります。およそ私たちが目にする活動すべてに「機能姿勢」は関係しています。あなたも練習の後には、「機能姿勢」と切り離しては生きられないことがわかると思います。

「機能姿勢」を基本だとすると、その組み合わせで、ありとあらゆる健康法が作り出せますので、ご自分で楽しみながら、この後の練習をしてみてください。健康について不安を抱えたまま、新しく生まれ続ける健康法を全部試すのも楽しいかもしれませんが、どんな方法よりも小さなこの健康法を試してからでも遅くないと思います。

楽な姿勢を素直に感じる

「機能姿勢」を理解するには、ひとまず世の中の常識中で、正しいと思われているいくつかの知識を無視して考える必要があります。その中で最も問題なのは「真っ直ぐな気をつけ姿勢」が体に良いという考え方だと思います。

約30年も前から、父はこの考え方はおかしいと著書や教室で提唱し続けてきました。しかし、世間の思い込みは強く、クライアントさんの中には腰が痛いにも関わらず、「きちんと寝るのは大変だ」と言いながら、朝まで真っ直ぐに上を向いて気をつけ姿勢のままでいるように努力している人も多いのです。

しかし、よく考えてください。健康とは、生きていて「体が楽だ」という状態を差すのではないでしょうか。「快適」という言葉の意味を考えてみてください。「体が楽だ」ということは、快適かどうかを表すのに大事な指標ではないでしょうか。

知識として覚えてしまった常識ではなく、自分の体と感性に尋ねてみてください。なぜ、「体が楽だ」という目標のために、決して楽ではない真っ直ぐの姿勢を保とうとしたり、頑張って健康のために体にきつい訓練をするのでしょう。

目的地と反対に向かって頑張るよりも「体が楽だ」に真っ直ぐに向かって、**「楽なこと」をしたら楽になっていく方法の方が自然**なのではないでしょうか。

それでも、苦しい訓練が健康に必要だと思う方は、今まで通り頑張ってください。自分が信じ込んでしまっていることは、自分にとって不都合なことでもそれを変えることに抵抗を感じるものです。ですから、もしかしたら従来通り苦しい訓練を選ぶ人も多いと思います。

もしあなたがそのような人なら、良いものでも気持ち良く吸収しなければ悪いものとなってしまいますので、無理をなさらず、「機能姿勢」を気に留めるのみにして、一旦本棚に戻すことをお勧めします。あなたも普段から使っている「機能姿勢」なので、認めるだけで使えるようになりますから、焦る必要はないのです。

それではいよいよ、どんな姿勢をした時に自分の体がどのように楽だと感じるのか、素直な感性で確かめてみましょう。

この、「楽だ」の感覚に焦点を当てて、その感覚を追求することは、きっと小さい頃から許されなかった価値基準だと思います。楽を選ぶなんてだらしないとか、楽をして生きようと思うことが許せないと思われるかもしれません。

しかし、本当に心と体が快適な状態でいたいと思うのなら、間違いなく「楽だ」という感覚に素直でなければなりません。その理由は簡単です。

その時点で、すでにあなたは快適だからです。

その分、前の時点から健康度が上がったという意味ではないでしょうか。

反対を考えてみましょう。気分を良くするために、まず苦しい訓練をしなければならないとしたら、その時点ですでに不快を感じます。不快ならその分、健康度が下がったということです。それなら、いつ快適さを感じて健康度が上がるようになるのでしょうか。

快適になりたいのならば、快適な道を進まなければなりません。そのような、とてもシンプルな話なのです。

3

「機能姿勢」を取ってみよう！

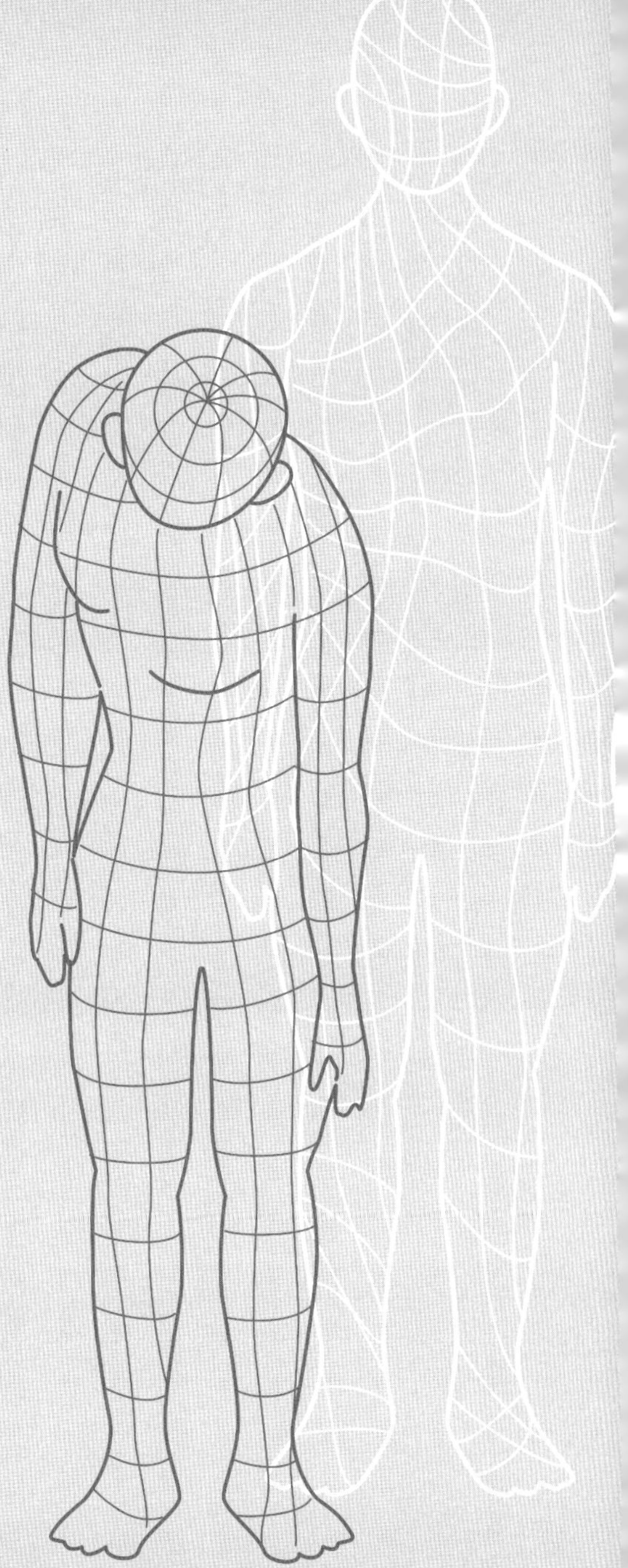

まず三つの基本運動をやってみよう

「機能姿勢」は、人の心と体に万能の姿勢です。

しかし「楽なこと」はいけないことであり、何か有用なものを得るには、それが良いものであるほど頑張って努力をしなければ得られないという強固な思い込みから、頭を自由にすることは意外に難しいことです。

本書の練習を繰り返せば、誰でも「楽だ」に従うのがいいに決まっているとわかるのですが、このような当たり前のことを、順を追って少しずつ思い出さなければならないとは、現代人は何と不都合な思い込みが多いことでしょうか。この「健康を維持するには一生懸命努力しなければいけない」という固定観念から、今こそ頭を自由にしましょう。これは三軸修正法のコンセプトそのものです。

考えてみてください。健康とは「楽で快適」だとします。だったら、楽で快適なことを続ければ健康にたどり着くのではないでしょうか。車で目的地に向かうには最短距離を通れば良いのです。三軸修正法の教室が目的地なら新宿行きの切符を買えば良いのです。なぜ反対向きの切符を買うのでしょうか。

これからは、自分の胸に聞いた時、「楽なのかどうか（快か不快か）」に注目してみましょう。

「機能姿勢」を実行すると、なぜ「ホッ」としたり呼吸が楽になったりするのかは誰にもわかりません。ですから今後、このことを考えてはいけません。目的は快適になり、健康度が上がることです。答えのないことを考え続けることは不快で、健康度が下がる行動です。これは誰でも経験のあることだと思います。「機能姿勢」は健康法です。これから、快適なことだけすると決めてください。

これから数回の練習はいつでもこの順番に進みます。

①前後に体を少し傾けて、前後のどちらが楽なのかを確かめる。
②左右に体を少し傾けて、左右のどちらが楽なのかを確かめる。
③左右に体を少し捻って、左右のどちらが楽なのかを確かめる。

この三つの動きを、三軸修正法では「①左右軸周りの回転」「②前後軸周りの回転」「③上下軸周りの回転」といいます。治療法としての三軸修正法を説明するには、正確に伝わるように少々物理的な説明の仕方をします。

この①、②、③の体の回転運動によって、体の向きが三次元的にどちらの方向にも自由に動けることになります。ロボットの腕の向きなどを正確に表すためによく使われている表し方ですが、ここでは難しく考える必要はありません。体を前後に少し倒すことは誰でもできる簡単な動作です。左右に倒すのも、左右に捻るのもとても簡単です。

それでは、「楽なのかどうか」を基準にした練習を始めてみましょう。

「楽なのかどうか」という感覚がわかりにくい人のために「たくさん息を吸い込めるのはどちらか」という判断基準を使います。実験してみると、確かに肺活量が変わります。「機能姿勢」は本当に呼吸が楽になる姿勢なのです。

これからお話しする内容を、ご自分の従来の知識で判断しないでください。

私は小さな頃から機械が大好きな少年でした。父も工業製品の製造業の経験が豊富です。「気の流れ」とか「知られざるパワー」など、自分で確かめられないものはできるだけ取り除いて説明を試みます。なぜなのかわからないことには「わからない」と言うようにしています。

これから、何の知識も必要とせず、体感的にわかることだけを使って「機能姿勢」の解説をしたいと思います。このたった一つがすべての行動の基本だと考えますので、この場合はＡのパターン、この人はＢのパターンというような分類も一切なしです。「機能姿勢」には例外はありません。

いつでも必要な条件を満たせば、誰でも数秒間で呼吸が楽になり、体調が改善します。私たち三軸修正法の研究者は、多くの人に「そういえばこれは前から知っている」と感じていただくことが望みなのです。

「機能姿勢」に気づこう（練習その1）

それでは、忘れていた「機能姿勢」に気づく練習をしてみましょう。

前後の傾け

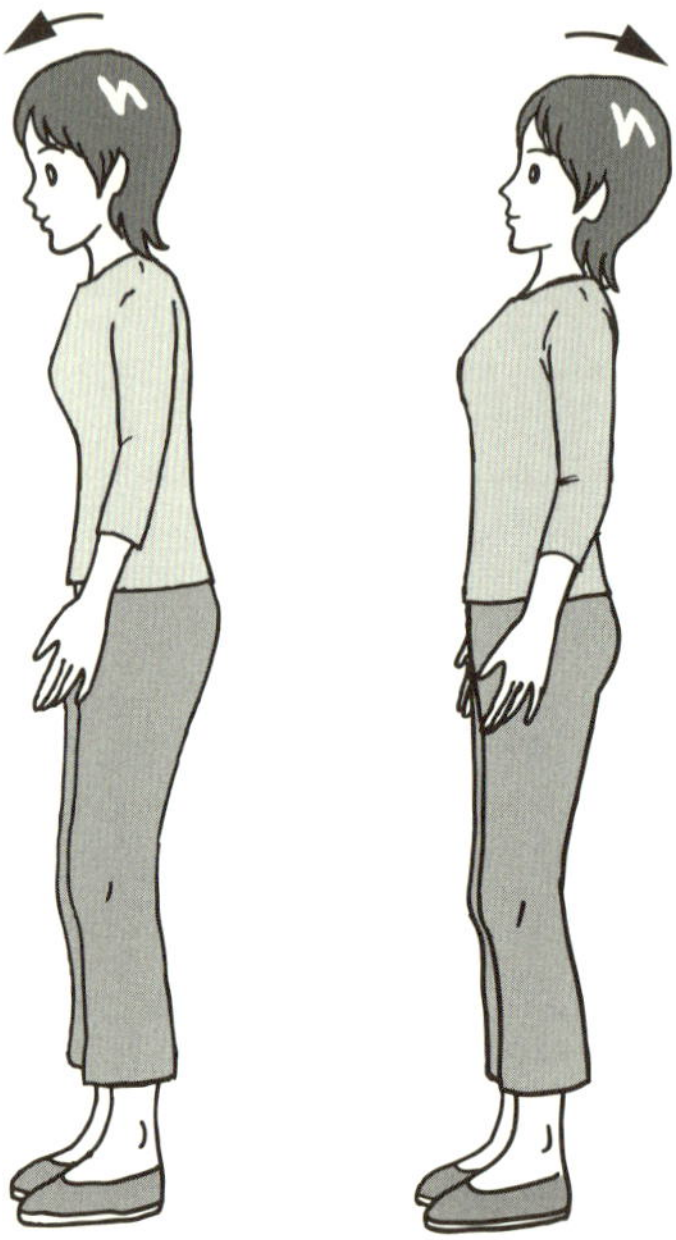

①まず少しだけ前後に体を傾けて、どちらが楽か確かめよう。
とは言っても、少しだけなら前後とも同じという人も少なくないので、思い切り息を吸い込んで、そのまま前と後に体を傾けてみる。イラストの程度で充分だ。

体を前に傾けた時と後ろに傾けた時では、どちらのほうが息をたくさん吸えるだろうか。

左右の傾け

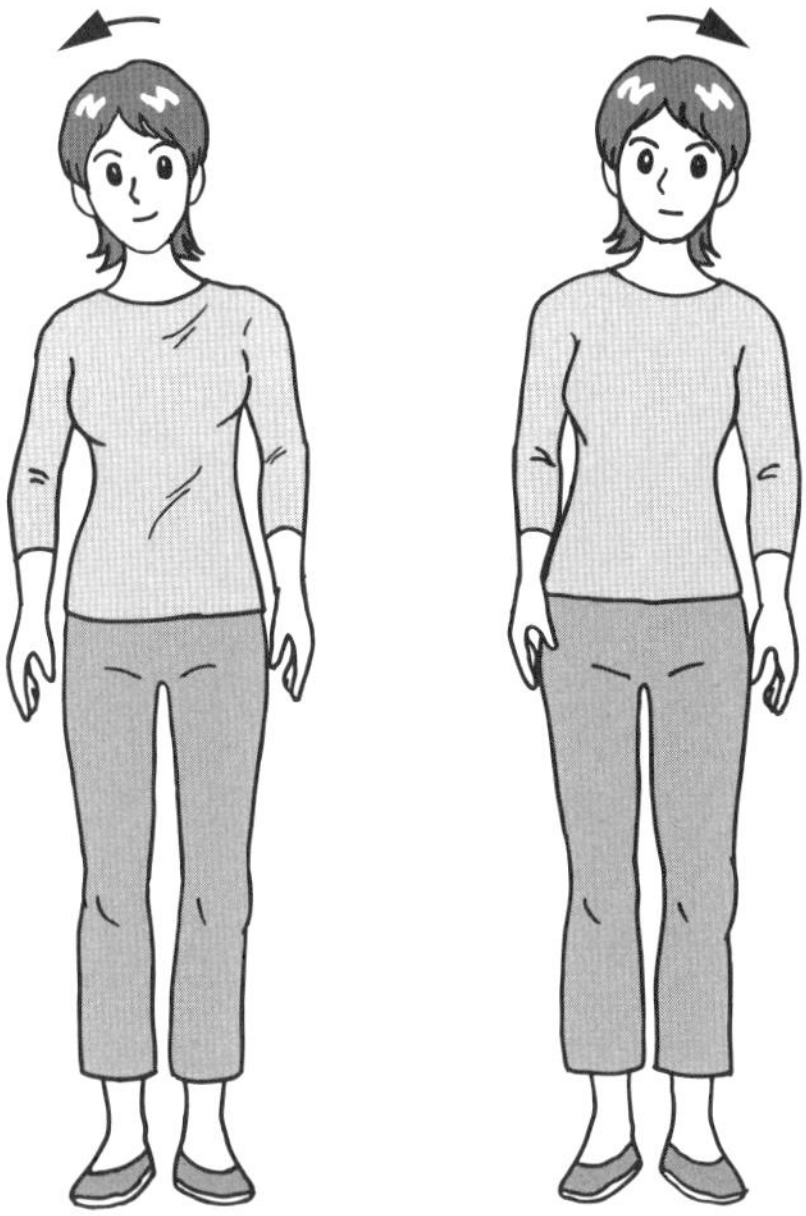

②少しだけ左右に体を傾けて、どちらが楽なのか確かめよう。
よくわからない人のためにわかりやすくしよう。先ほどと同じように、思い切り息を吸い込みながらゆっくりと左右に体を傾けてみる。どちらに傾けた時、息がたくさん入るだろう。限界まで吸い込もうとすると、ほとんどの人はどちらかに傾けた方が楽なはず。

左右の捻り

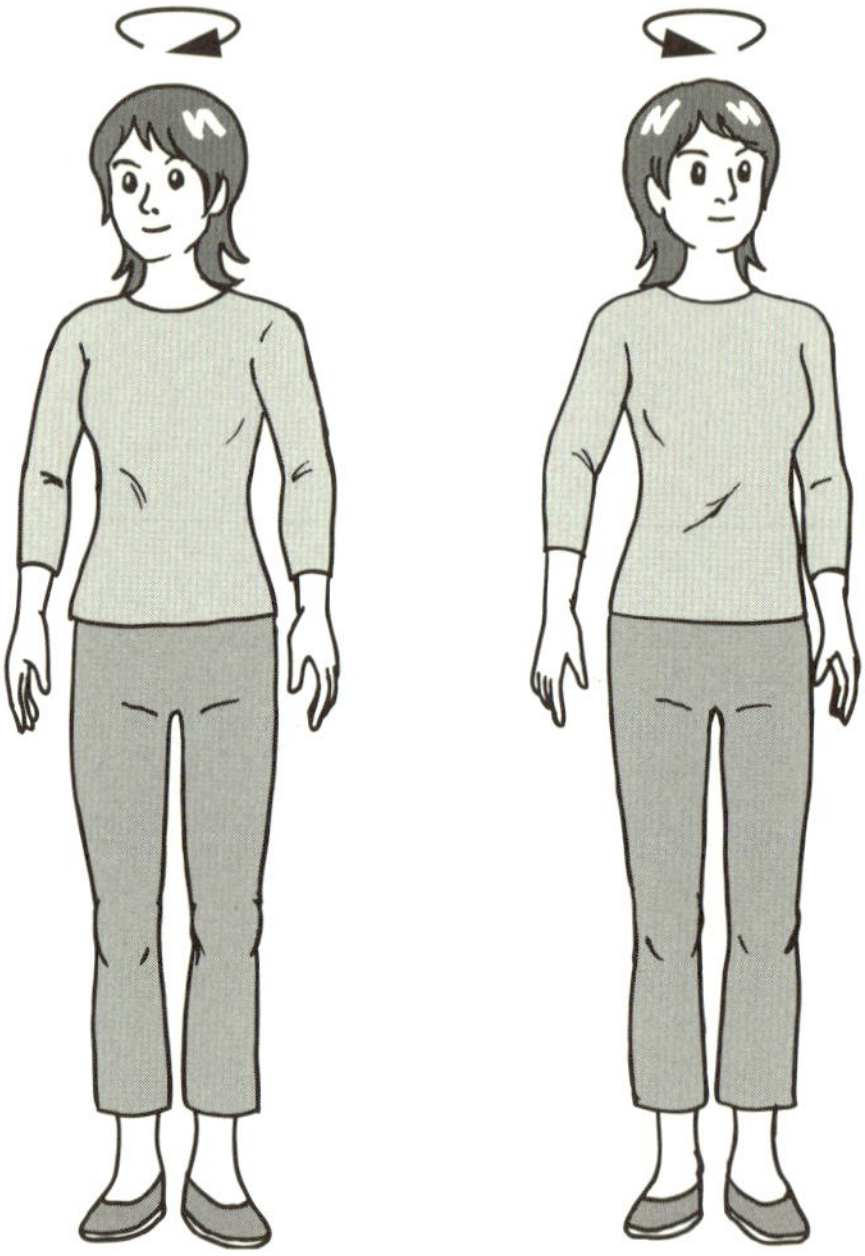

③左右に体を少し捻って、どちらが楽なのかを確かめる。息を思い切り吸い込みながら体をゆっくり左右に捻ると、どちらか一方に捻った時の方が息をたくさん吸えることがわかる。

ここまで①、②、③の動きをして、それぞれの動きの「楽」な方を確認しました。大きく息を吸い込める側に多少体を倒した方が、全体的に体も気持ちも楽なことがわかるでしょう。感じ方の違いを実感してください。

「前後の傾け」「左右の傾け」「左右の捻り」、それぞれの結果を覚えていますか。わからなくなってしまったら、もう一度三つの動きを、息を吸い込みながら確かめてください。もう何をするのかわかっているので、三つの動き全部をやり直しても30秒も掛からないと思います。

治療法としての三軸修正法には、これらの動作から導かれる8種類（123頁の4種類＋124頁の4種類）の傾向を社会通念上の「真っ直ぐな姿勢」に近づける手技があり、三軸修正法を取り入れている治療家は公認治療院認定制度により日々訓練を積んでいます。

しかし本書では、健康法としての「機能姿勢」の使い方を紹介することが目的です。治療家の方は、書籍『三軸修正法』『三軸修正法の原理（上・下）』（三冊とも池上六朗著、BABジャパン刊）などを参考にしてください。

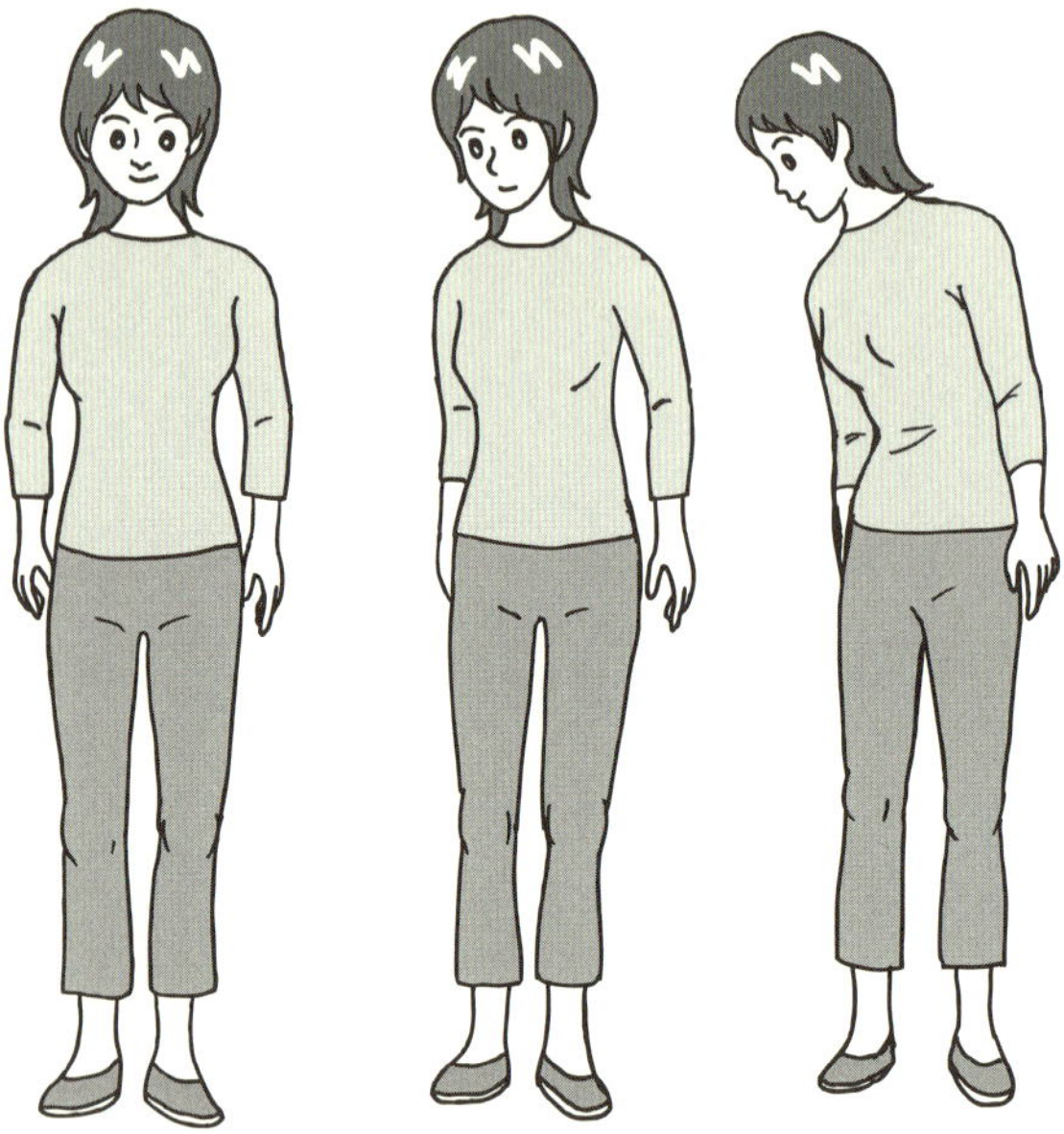

①前の傾け

②前の傾け
＋
右の傾け

③前の傾け
＋
右の傾け
＋
右の捻り

先の練習で、①は「前の傾けが楽」、②は「右の傾けが楽」、③は「右の捻りが楽」、という結果だった場合。①＋②＋③と、動きを順に足し合わせていくと、一番右側のイラストのような姿勢が「機能姿勢」になる。

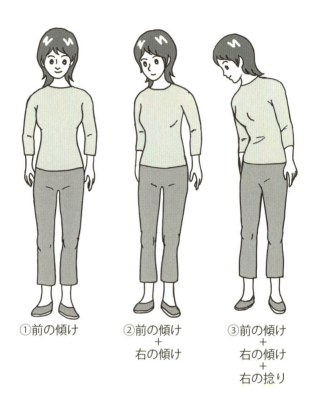

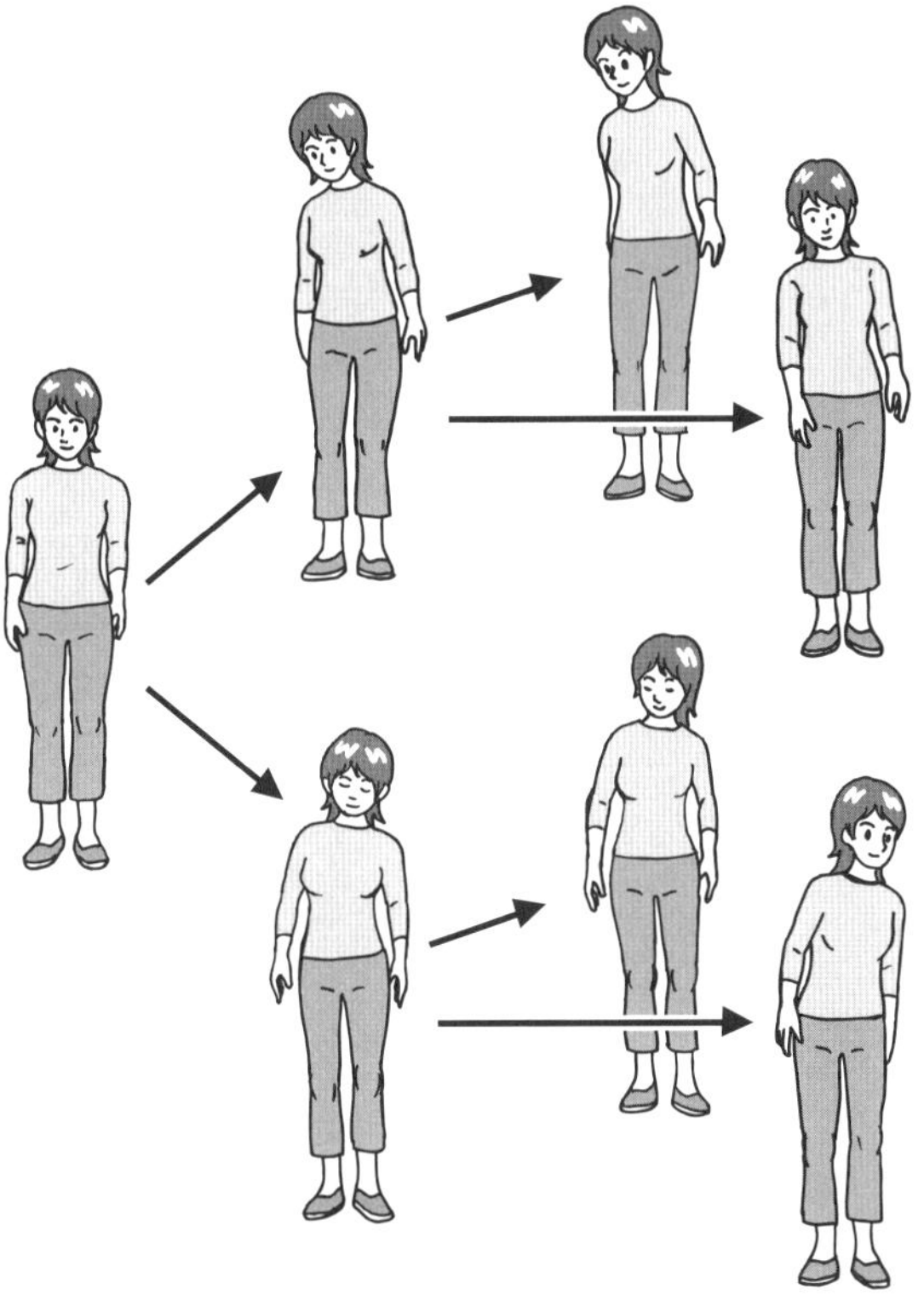

前に体を傾けた方が楽な場合

左右のどちらに傾けた方が楽なのかによって 2 種類、そして左右のどちらに捻った方が楽なのかによってまた 2 種類に分かれる。結果、右端の 4 つの姿勢のどれかに似ているはず。

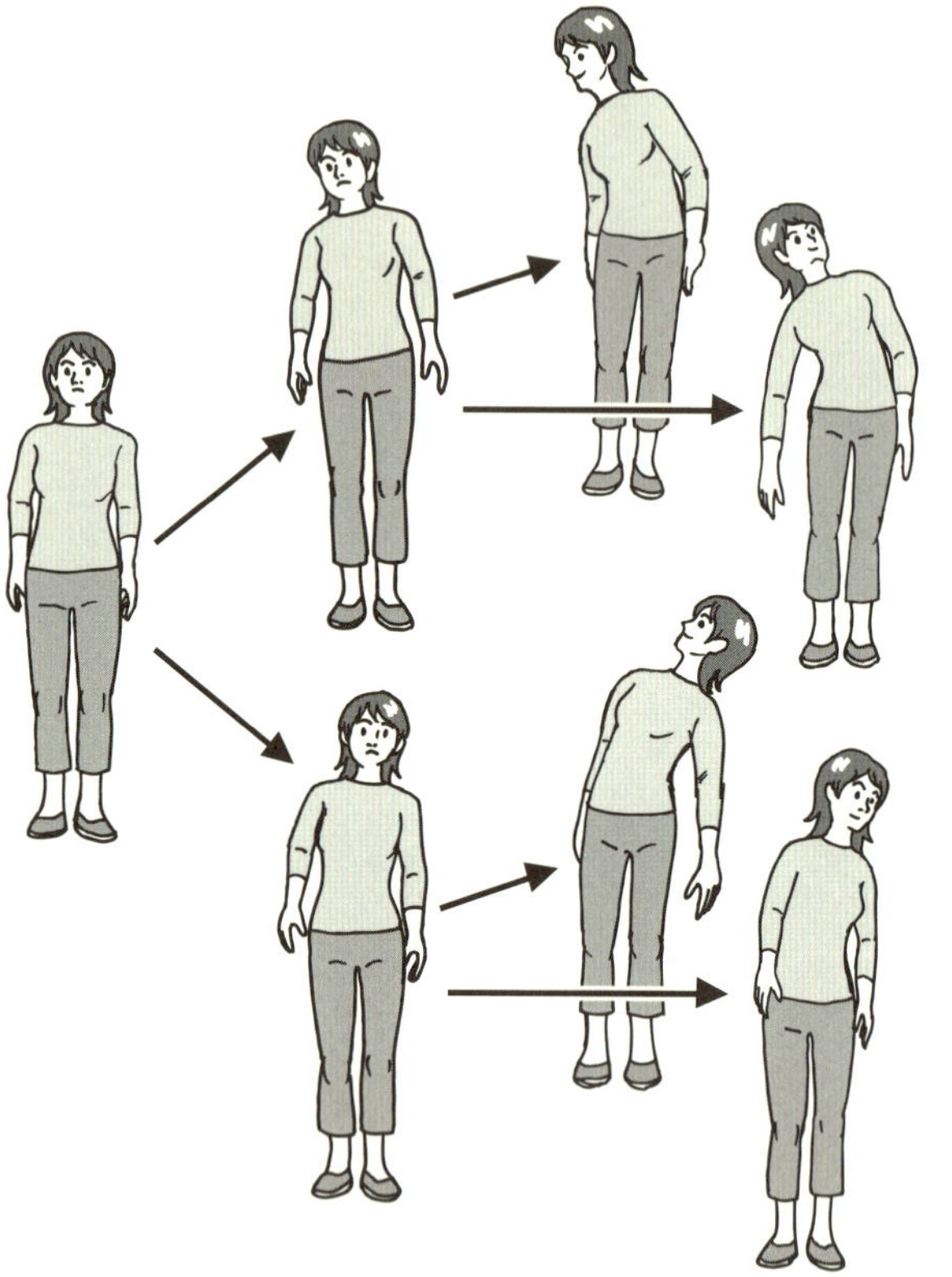

後ろに体を傾けた方が楽な場合

左右のどちらに傾けた方が楽なのかによって 2 種類、そして左右のどちらに捻った方が楽なのかによってまた 2 種類に分かる。結果、右端の 4 つの姿勢のどれかに似ているはず。

前と後ろを合わせると、計 8 パターンが考えられる。

「機能姿勢」の向きや角度は厳密なもの

ここまでの練習をやってみて、「何となく楽な方向といえばそうかもしれないけれど、こんなことでいいの？」という感想の方もいらっしゃると思います。そのような方は、本来持っている感性を錆つかせてしまってます。とてももったいないので、この機会に思い出しましょう。今までより、良い意味での「勘」が働くようになるといってもいいでしょう。

それでは、楽な姿勢とそれ以外の姿勢の違いを確かめてみましょう。

①あなたが探した「機能姿勢」の方向で、大きく息を吸い込んでみてください。ゆったり無理しなくても、たくさんの空気が胸一杯に入ってきますね。

②それでは次に、「機能姿勢」の反対の方へ向きながら、息を思い切り吸い込んでみてください。きっと、どれほど息が入ってこないのかを体験できると思います。

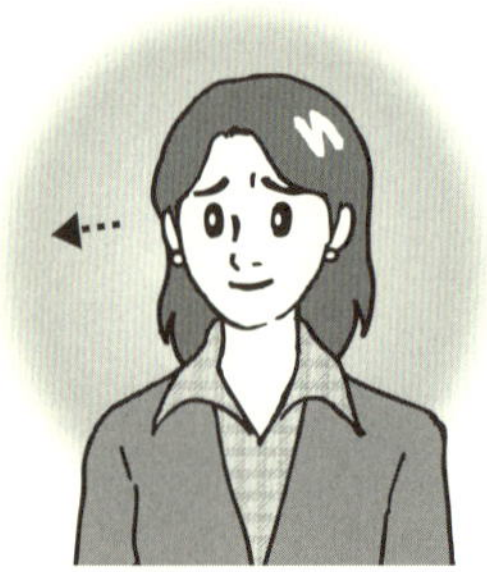

「機能姿勢」ではないと、呼吸が苦しいのがわかる。

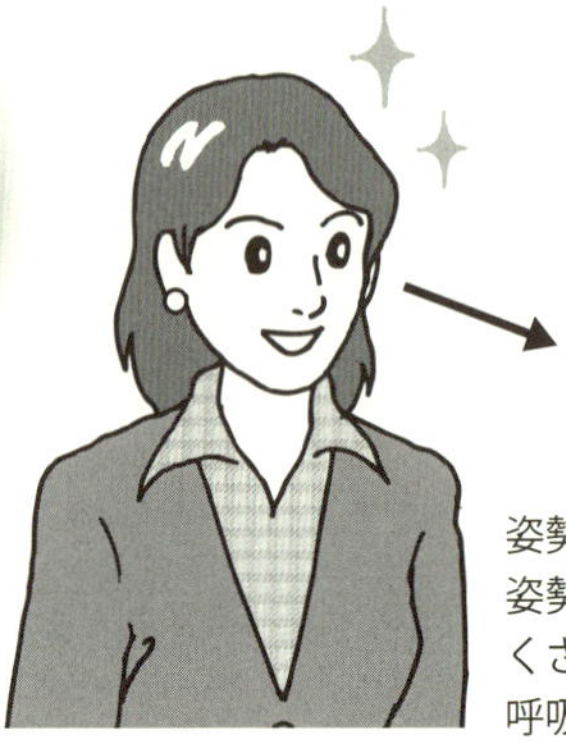

姿勢を変えて「機能姿勢」を取ると、たくさん空気を吸えて呼吸が楽になる。

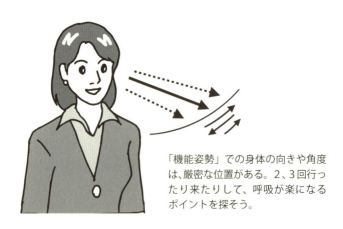

「機能姿勢」での身体の向きや角度は、厳密な位置がある。2、3回行ったり来たりして、呼吸が楽になるポイントを探そう。

「機能姿勢」の方向は「だいたいここ？」というものではありません。非常に厳密で、楽な角度を少し通り過ぎてもわかります。戻りすぎてもわかるので、2、3回行ったり来たりして、1方向を正確に決めた時「スーッ」と呼吸が楽になり「ホッ」とする感覚がやってきます。

誰でもこの厳密な感覚があるのです。いつでも快適な姿勢を自分自身の中で知っているのです。

「機能姿勢」は一日中変わり続ける

自分自身で調べた、「①前後の傾け」「②左右の傾け」「③左右の捻り」を足し合わせると、どのような姿勢になるでしょうか。

決して種類別に分けて性格を言い当てたりするものではありません。いつでも自分にとっての「機能姿勢」という快適な姿があることを知って欲しいのです。

実はこの「機能姿勢」は、毎日、毎時間、変わり続けます。前述の方法を使って「今の『機能姿勢』はどんな姿勢だろう」と一日に数回調べてみると、その度に変わっていることがわかるでしょう。私たちは生きて、行動しているダイナミックな存在です。場所も移動し、目の前の状況も変わっています。その変化に反応してあなたの「機能姿勢」は変わり続けます。

そこで、そんなにどんどん変わってしまったら調べる必要もないと思われるかもしれませんが、それこそが自由な考え方を奪われている証拠なのです。

私たちは頭で分析的に考えることに慣れてしまっています。複雑な物事を理解できるまで細かな部分に分けて、しかも動いているとわかりにくいので、動画ではなく静止画で理解しようとします。確かにその手法は効果的な時もありますが、もともと動き続けている私たちを、ある瞬間止まったものとして時間軸から切り出して考えること自体がおかしなことなのです。

どんなものでも動き、変化し続けています。この世の万物は一瞬でも変化を止めることができないのです。

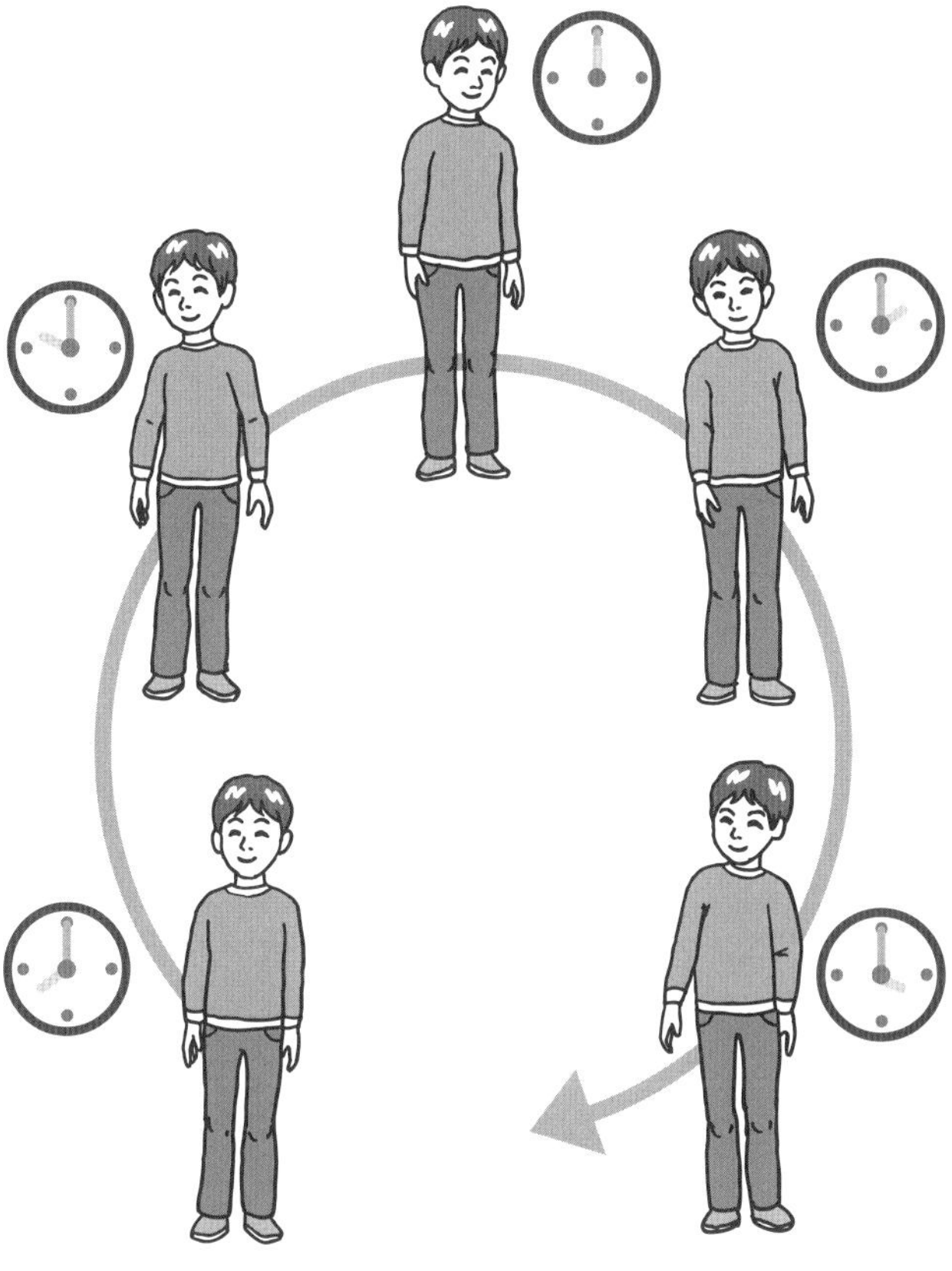

「機能姿勢」は常に一定の姿勢なのではなく、
毎日、毎時間いつも変わり続けている。

あなたの「機能姿勢」も、一日中ゆっくりと変わり続けるでしょう。ある時は、ほとんど変わらないように思えるかもしれません。またある時は、大きく右から左のように反対になっている時もあるでしょう。

重いものを持ち上げたり体操をしたりすると、変わりやすいかもしれません。何かに驚いたり、喜んだり悲しんだりしても「機能姿勢」は変化することがわかるでしょう。この「機能姿勢」は体の変化だけでなく、心の変化によっても変わるのです。ぜひ、ご自分で調べてみてください。

大事なことは、当たり前すぎて気づかない

ここまでの説明で、何割かの方は「機能姿勢」を取った時に「ホッ」とするような感覚を得られたと思います。呼吸が一番楽だったり、一番たくさん空気を吸い込める姿勢を探っていくと、自然に「機能姿勢」に行き着きます。

しかし、未だにこの「機能姿勢」が特別な技術のように思える方は「よくわからない」と感じるかもしれません。「機能姿勢」はあまりに身近すぎて、普段から無意識に使っている姿勢であるために、意識からははっきりとわかりにくい場合もあるのです。当たり前になっているものに気づくことはとても難しいのです。

それは、家族の愛情や旧友の友情のようなものかもしれません。この「当たり前」すぎることが、誰もこの「機能姿勢」の存在に気づかなかった理由でもあるのです。

他の健康法のように、自分より能力のある人が持っている何かだと思わず、今のままのあなたにぴったり寄り添っているこの能力を見い出してください。毎日の生活に心強い相棒が見つかり、あなたが生きている限り、ベッドに寝ていたとしても離れることは絶対にないのですから、焦る必要はありません。

「機能姿勢」を寝た状態で探す（練習その2）

私たちは、立っていても座っていても、寝ていても、まったく同じように「機能姿勢」を定めることができます。今度は、寝た時の「機能姿勢」を試してみましょう。

「機能姿勢」という名前はあっても、特別なことではないことをわかっていただけると思います。猫や犬を飼っている方なら、彼らが寝る場所を決めるのに巣の中をウロウロ歩き回る様子を見たことがあると思います。毎日決まった姿勢で寝るわけではないようですが、とにかく寝る姿勢を定めるまで細かく姿勢の微調整を続けます。

私たち人間も、就寝時、一番落ち着く姿勢が定まるまで細かく微調節を続けるのではないでしょうか。もちろん寝具との兼ね合い、寝間着との関係も影響しているでしょう。ある日は右向きに寝たり、左向きに横になって眠る日もあるかもしれません。この時に定めた姿勢こそが「機能姿勢」なのです。

寝ながら「機能姿勢」を探す練習をすると、一日の終わり、就寝時に落ち着いて眠りに就くために、どれほど微調節を繰り返しているのかに意識が向くようになります。

その時、あなたが毎日「機能姿勢」を何度も使っていることがわかるでしょう。

ここで、頭の向きだけほんの少し、上下に傾ける、左右に傾ける、左右に首を捻るという3回に分けて練習してみましょう。普段寝付きが悪い人にとって、この練習は良い睡眠の練習になるでしょう。理想的な環境と寝具でなくても、体の一部で「機能姿勢」を実現すれば、周りの音も気にならなくなり、すぐに体を休められるようになります。

神経が高ぶり気味な人は、外のテントや公園のベンチで寝られる人を見て「信じられない！」と思うかもしれません。しかし、この練習を意識的に繰り返して「機能姿勢」の同調を感じられるようになれば、その謎が解け

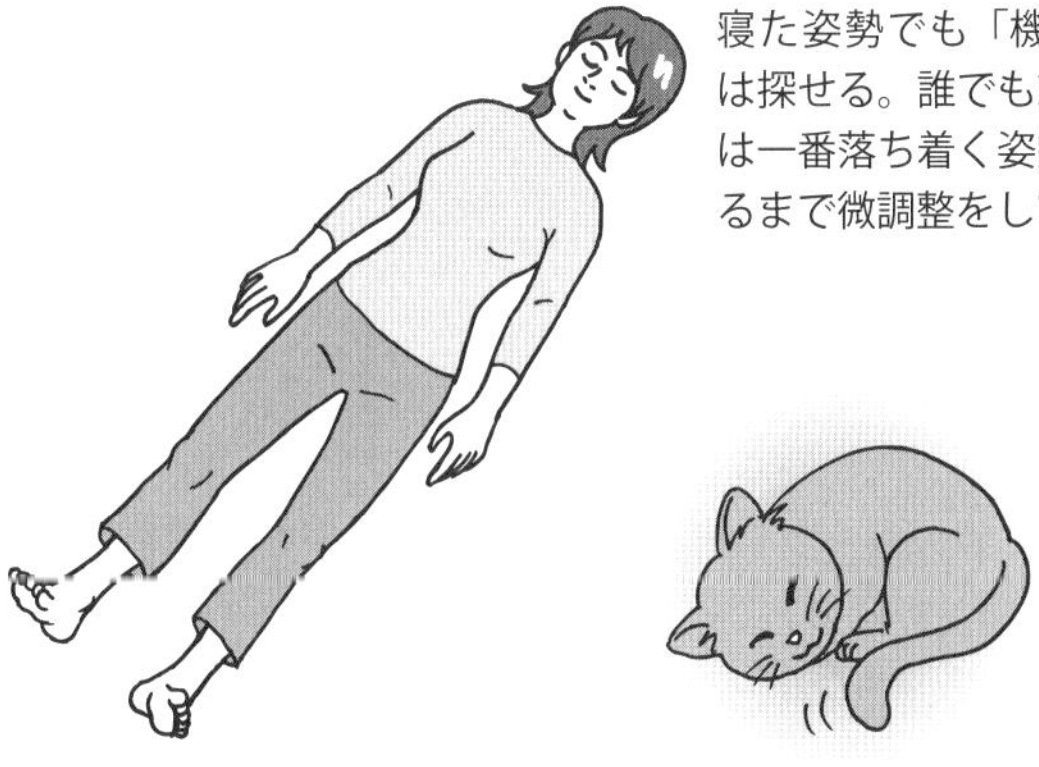

寝た姿勢でも「機能姿勢」は探せる。誰でも就寝時には一番落ち着く姿勢が定まるまで微調整をしている。

るでしょう。さあ、それでは始めましょう。

寝た時に一番楽な「機能姿勢」を決めます。手の向きなど細かなことを気にする必要はありません。「機能姿勢」は人から与えられる「ルール」でもないし、見た目が美しいポーズを練習するのでもないのです。今の状況の中で許される範囲で、最も楽な姿勢を探してください。

イラストでは、違いがわかるように大きく頭の向きを変えてありますが、枕とのなじみを良くするかのように頭を数度傾けたり、水平に数ミリ移動したりすれば、充分その範囲で「ホッ」として休まる「機能姿勢」が決まります。実際に、普段の就寝時にあなたがしている動きを確かめてもらえばいいでしょう。

この微調整をしたくなるのはなぜなのかは、誰もわからないと思いますが、あえて言うなら、あなたの潜在意識のはっきりとした導きがそうさせているのだと思います。とにかく私たちにはいつでもこの導きがあって、それに従うと気分が良く、「真っ直ぐな姿勢でなければならない！」と頭で考えてこの導きを無視すると気分が悪いのです。

まず、頭を少し上と下に傾けてみます。そして上向きが楽なら、その近くで一番楽な角度を探ります。

この時、深呼吸をして、息が楽に入ってくる様子を手がかりに、最も楽な角度を探します。「機能姿勢」の角度を通り過ぎると息苦しくなり、浅くしか呼吸できず、「機能姿勢」にピタリと合うと大きな呼吸ができることを手がかりにするとわかりやすいと思います。角度が戻りすぎてもわかります。

「ここだな」という角度が決まったら、そのまま2、3秒じっと動かないでください。「フウッ」と寝てしまいそうになったり、と

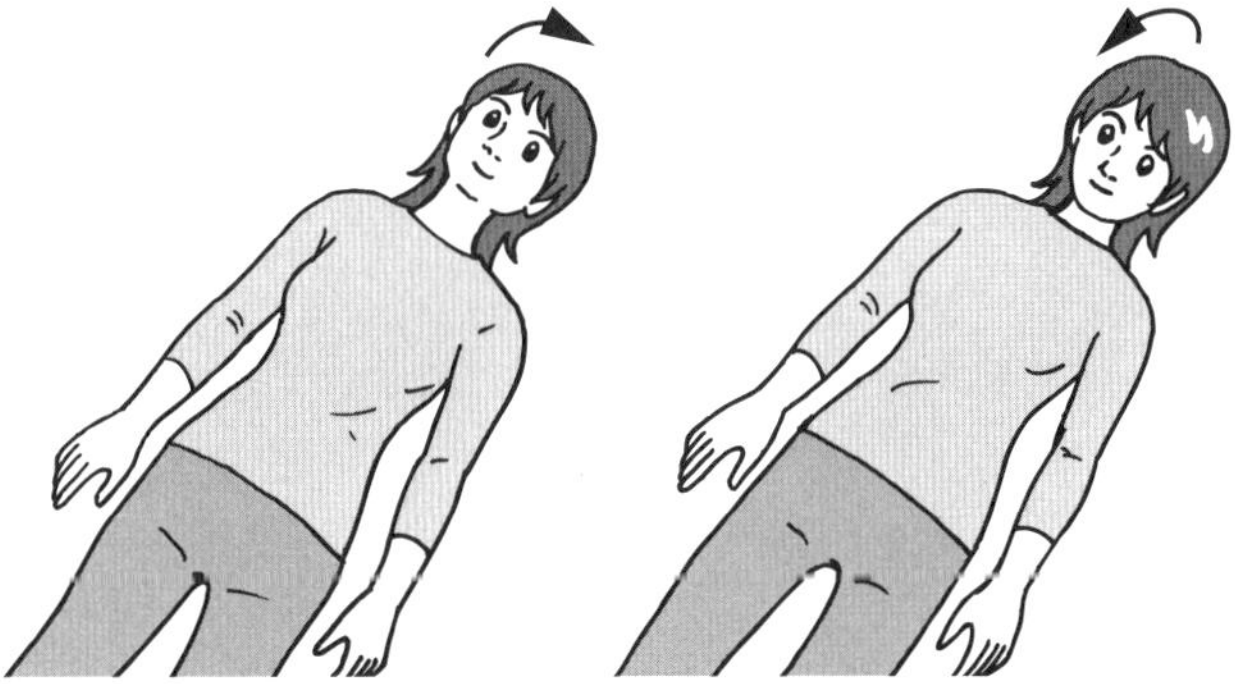

①まず、頭を上下に傾けて、最も呼吸がしやすい角度を探す。

ても快適な感じがしたのなら、それが「機能姿勢」です。

次に、頭を左右に傾けてみます。ゆっくりと注意深く、一番楽な角度を探ります。

成功したら、必ず誰にでもわかるような変化が起きます。「スーッ」と鼻が通ったような感じがしたり、「ホッ」とできたり、深呼吸したくなったりするのです。そして全体的には「開放感」を感じることでしょう。

最後に頭を左右に向けます。

本来、「機能姿勢」は誰でも1秒掛からずに見つけられる、簡単なものです。私たちは、電話の向こうで話している人の特徴を声だけ

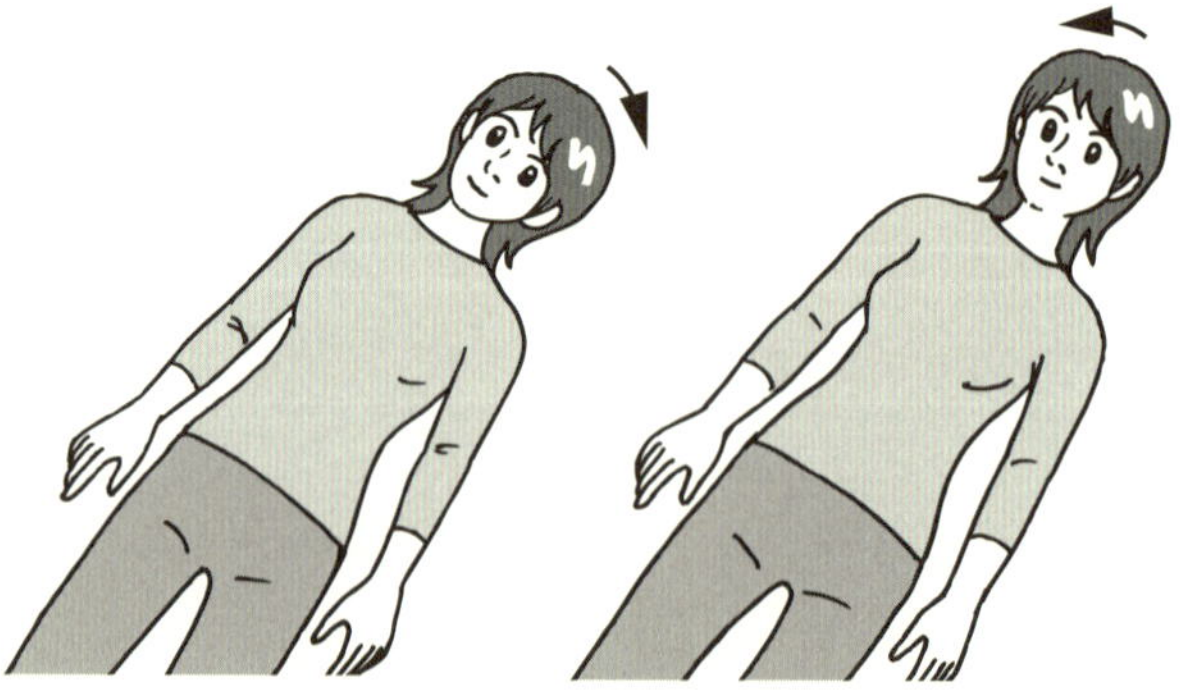

②次に、頭を左右に傾けて、最も呼吸がしやすい角度を探す。

から捉えるのに、たったの0・5秒しか必要ないそうです。「機能姿勢」がうまくいったかどうかは、「スーッ」と開放感を感じる、「落ち着く」、深く深呼吸できることでわかります。

練習すればするほど、ハッキリと早くわかるようになります。三軸修正法の訓練を積んだ人なら、数秒間で「機能姿勢」が探せて、そこから10秒ほど「スーッ」と気持ちの良い感覚を味わえます。

眠りに就く時にも「機能姿勢」を探せれば、楽に眠りにつけると思います。夜眠りに就く時には、ほとんどの人がほんの少しずつ体をあちこちに向けたり動かしたりして落ち着く

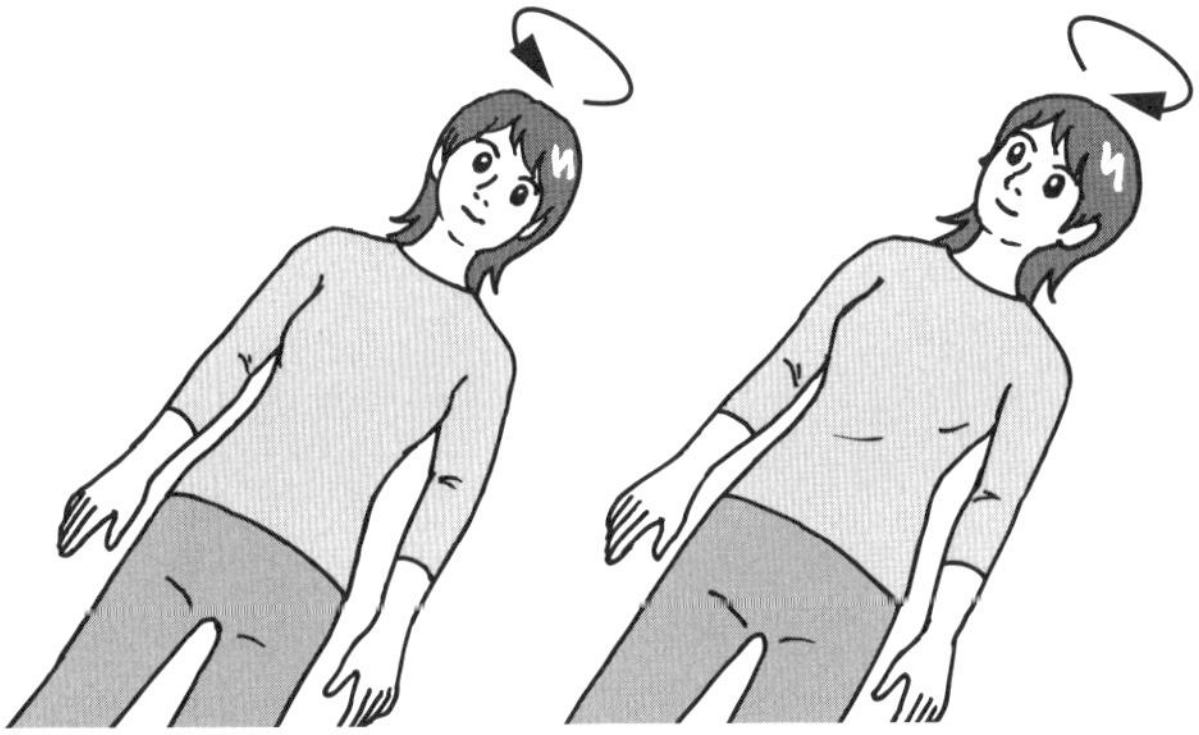

③最後に、頭を左右に捻って、最も呼吸がしやすい角度を探す。

場所を探します。しかし、数人は「よくわからない」という表情を浮かべます。このように、無意識に行っていることを聞かれても答えを用意できない人はいらっしゃいます。

お茶碗を持つ左手がどのように動いているのか答えてくださいと聞かれて、答えられるでしょうか。私は右手に協力するように上手に動いているとは答えられますが、その動きを言葉で表現することはできません。「機能姿勢」はまさに、いつもできているのに言葉にできない行動の一つなのです。

この練習における動きを、寝る時に確かにしていると答えるためには、それを一度でも意識しないとできません。眠れない人は、この練習を心がけるうちに、段々楽に眠れるようになっていくでしょう。「機能姿勢」は、何の理由もなく、心と体の緊張感を減らしていけるからです。

この練習がうまくできる人で、普段から肩こりや体の重さを感じている方は、その時の違和感を思い出してみてください。きっと今、ずいぶん楽になっているはずです。「機能姿勢」の練習を繰り返せば繰り返すほど、体の調子が良くなるのです。

「機能姿勢」がわからない人は、まだ「良いものを得るためには、それに見合うだけの、つらい努力をしなければならない」という思い込みに縛られています。

動物たちは、健康の維持のためにわざわざ疲れるトレーニングをしているでしょうか。「機能姿勢」は、なぜ人間だけが健康維持のトレーニングをするかという問いへの答えになっています。つまり、「機能姿勢」を忘れてしまったからなのです。

健康を得るために私たちがすべき努力とは「気楽な努力」しかありません。健康の目標が「健康に関して気楽であること」だとすれば、「気楽な努力」以外は進む方向が間違っています。つまり、気分が良くなること＝「機能姿勢」です。

ここで練習したことは、毎日毎日あなたが意識しなくてもずっと続けてきている当たり前のことです。立っていても、座っていても、そして寝ていてもできます。

4

「機能姿勢」で楽に生きる

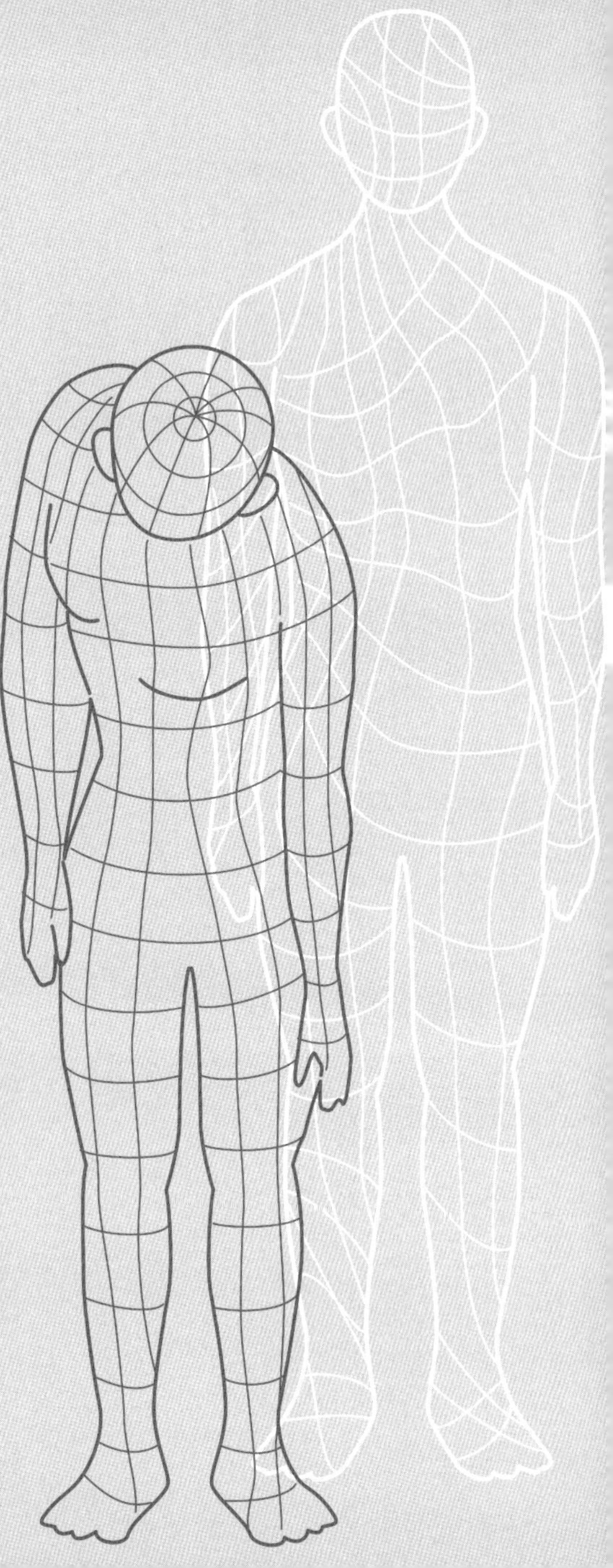

「機能姿勢」に言い換えてみると？

気分や体調が良い状態を、当たり前のように維持する最も自然な方法は、この「機能姿勢」から大きく離れないように生きることです。普段から快調の人は自然にできています。そうでない人も何の努力もいらず、ほんの少し体を「機能姿勢」に合わせるだけなのです。

あなたの身の回りにも、特に何も健康法を実践していないにも関わらず、元気で健康的な人がいるかもしれません。その人とあなたの差は生まれつきだと考えるかもしれません。しかし「機能姿勢」を知った今、その人とあなたの違いはほんのわずかと気づかれたのではないでしょうか。

ここで、14頁の図をもう一度見てみましょう。中央にある『「機能姿勢」であること』から、左右に並んでいるリストへ目を移したのではないかと思います。つまり下記のような意味です。

「機能姿勢」ができれば、機嫌が良くなる。
「機能姿勢」ができれば、落ち着ける。

これだけでも大変価値があることだと思います。しかしよく見ると、それぞれを結ぶ線に方向を表す矢印は付いていません。私はその反対の向きも成り立つと言いたいのです。

愛情を感じることは、「機能姿勢」であること。
信頼できることは、「機能姿勢」であること。

これは全く新しい考え方だと思います。この考え方を受け入れた時、世の中が多少驚いたくらいでは足りないほど単純に見え始めます。「機能姿勢」はいつでもどこでも「ホッ」と安心して開放感を感じられる、あなたに元来備わっている能力です。
安心することは「機能姿勢」で実現できると言い換えると、次のような意味にもなります。

「ホッ」として安心することは、幸せであること。
「ホッ」として安心することは、信頼できること。
「ホッ」として安心することは、満足していること。
「ホッ」として安心することは、受け入れていること。
「ホッ」として安心することは、自信と確信を持っていること。

辞書の定義とは違うかもしれませんが、意外に納得できるのではないでしょうか。
これがいつでも「ホッ」として安心できる「機能姿勢」と一体となれば、反対のことがとても簡単に実現できることになるのです。

幸せであることは、「ホッ」として安心すること。
信頼できるとは、「ホッ」として安心できること。
満足することは、「ホッ」として安心すること。

受け入れることとは、「ホッ」として安心すること。
自信と確信を持つことは、「ホッ」として安心すること。

これも、辞書の定義とは違うかもしれません。しかし、妙に違和感なく感じるのではないでしょうか。ある意味、辞書より深い意味合いを含んでいるかもしれません。もしも、あなたが望む、気持ちの良いものが何でも「機能姿勢」の体得によって得られるのなら、これほど素晴らしいことはありません。愛、感謝、許し、このような望むべきものをよく考えてください。

例えば、愛するとはどんな行動のことをいうのでしょうか。今までは、答えはないという素敵な答えに終始していました。愛とは惜しげもなく与えることか、いえ、違います。これからは相手に対してどんな状況でも「機能姿勢」を保つことなのです。すると、相手と会った時、言葉を交わした時、いつでも「ホッ」として安心できるのです。その時、初めて感謝が同時に湧いてきます。そして自信も増します。これが愛でなくて何でしょう。

これからは、正直者が一生懸命「機能姿勢」を実行することによって、良いものすべてが手に入るのです。

この「機能姿勢」の練習を実際に繰り返している人たちは、例外なく落ち着いた人になってきます。そして寛容で、簡単には怒らない人になります。14頁の図のリストに並んでいる状態が当たり前の人になります。

しかも毎日の行動のついでに繰り返せるのですから、これ以上の練習もなく、これ以上の学習もないのです。一日に千回、同じ外国語の単語を繰り返して唱えてください。覚えられない単語などないことがわかります。習慣づけられた「機能姿勢」は、「ホッ」と安心する体験を大量に覚え続けるのと同じです。

「機能姿勢」の様々な効果

この「機能姿勢」で得られるのは誰もがもともと持っている健康感覚です。一度でも数秒間で「ホッ」としたり呼吸が深くなったりできたなら、ずっとこの体調のままいたいと願うことでしょう。その時は遠慮せずいくらでも繰り返してください。

それでは、「機能姿勢」で何が得られるのか、一つ一つ詳しくお話ししましょう。

①数秒で気分と体調が良くなる

数秒間であなたの気分が変えられたら、何が起きるのでしょうか。日々の生活の中であなたは様々な状況に直面します。良いこともたくさん起きますが、不愉快なこともたくさん起こります。その時にいつまでもその気分を引きずっていても良くないことはわかっていながら、なかなか気分を変えられなかったら、その日一日が台無しになってしまいます。

しかし、「機能姿勢」によって、ほんの数

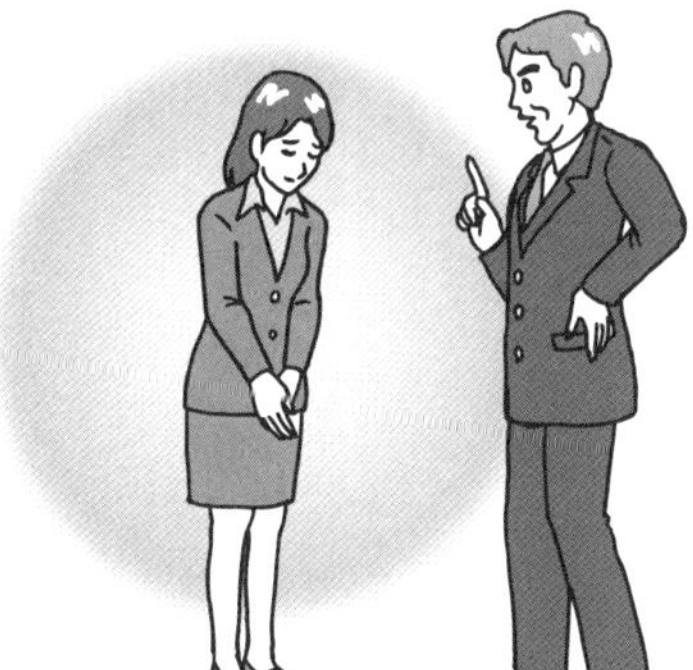

もし上司から理不尽に叱られても、「機能姿勢」を取るだけで、一瞬で気分を立て直せる！

秒間で気持ちを立て直して、体調を調整し、次のことに向かえたのなら、一日の中でどれほど有意義な時間を得たことになるのでしょうか。

「機能姿勢」に慣れると、少しでも疲れてきたことが、早めに察知できます。その度に「機能姿勢」を意識して、心と体の状態を良くし続ければ、いつでも安定した印象の人になっていくでしょう。きっとあなたの職場や学校での評価も上がっていくはずです。それは同時に周囲の人にとっても、とても気持ちの良いことです。

②深呼吸したくなり、非常に大きく息ができる

「機能姿勢」を練習する時「大きく呼吸ができる姿勢」を探しました。そして一番息が楽に入ってくるあたりで数秒間待つと「スーッ」と気分の良い状態がやってきます。

私たちは普段、思い切り息が吸えているのかどうかを意識しません。しかし、呼吸ができるようになった時、皆さん「目の前が明るくなった」「視界の中のものがきれいに見える」「自分が大きくなったような気持ち」といった感想を持たれます。

この時、実際に肺活量を測ると、数値が増えていることがわかります。嫌な気分を

表す言葉に「息苦しい」という言葉があります。息ができていないことは本当に苦しいのです。ほんの数秒しかかからないので、ビフォア、アフターの違いがはっきりわかります。今まで数十分も体操して得ていた爽快感が、数秒で得られるのです。

③今の状況に長時間耐えることができる

日常生活の中で時々、立ったまま長時間同じ姿勢を維持しなければならない時があります。その時あなたが気楽にやり過ごせたなら、無意識のうちに「機能姿勢」を取っていたのです。しかも許される範囲の中で上手にできていたのです。

「長い話を聞いているのは本当につらい」

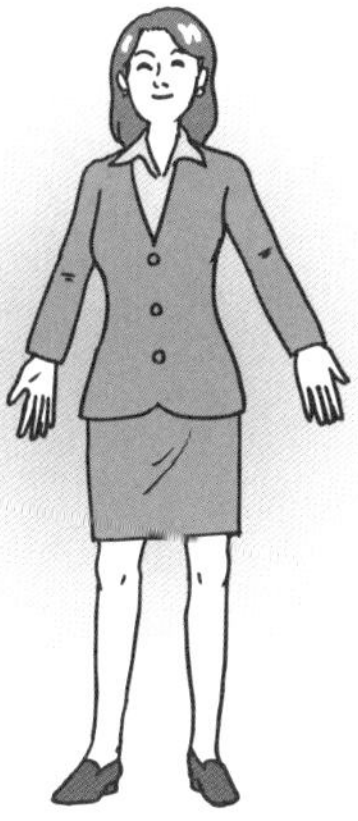

息苦しさを感じた時、「機能姿勢」を取れば、一瞬でたくさん息が吸えるようになる！

という人は「機能姿勢」が実行できなかっただけです。

　下のイラストで人の話を聞いている人たちは、少々大げさにラフな姿勢で描かれていますが、実際にはあなたが眠りに就く時の微調整程度の姿勢の変化で足ります。健康法を繰り返し実行しながら立っているのですから、長い講話の前よりも、後の方が体調が良くなることも可能です。「機能姿勢」により、理由もなく物事を肯定的に受け取れるので、ストレスもないのです。

　人と待ち合わせをしていて、なかなか相手の人が現れなかった時、イライラしていても落ち着いて待っていても、結果は相手次第です。自分の心と体の健康のためには、静かに

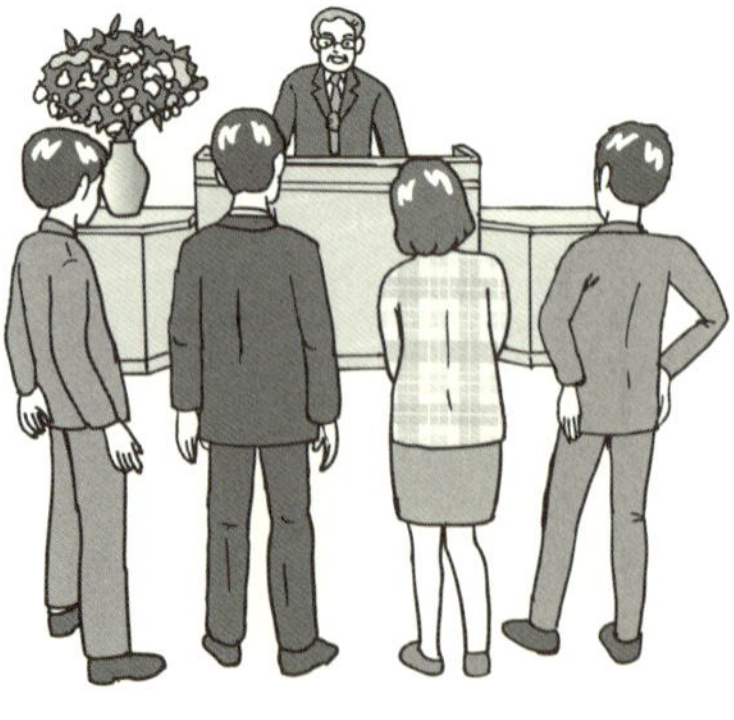

朝礼などで、立ったまま長時間同じ姿勢を取らなければならない場面。ほんのわずかに姿勢を調整して「機能姿勢」を取るだけで、楽にいられる。

落ち着いて待っていたいものです。

この時にも「機能姿勢」を取り続ければ、数秒から数十秒「ホッ」とした感じが続きますから、気持ちが静まり、その時間を使って本を読んだり、何か積極的な時間の使い方をするアイディアが浮かぶかもしれません。

短気な人は、きっと「機能姿勢」をうまく使えていないのだと思います。

④目の前が明るくなるような気がする

これは「機能姿勢」を取った時、非常に呼吸が楽になることと関係しています。さっきまでも普通に見えていて、とくに不都合も感じていなかったのですが、周りの景色が明るく見えるのです。

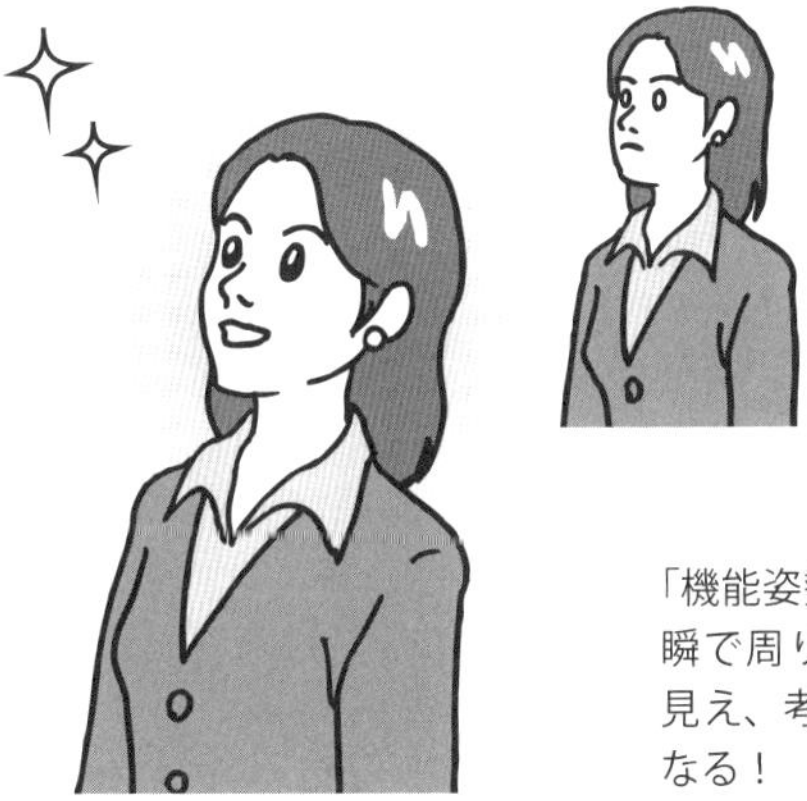

「機能姿勢」を取ると、一瞬で周りの景色が明るく見え、考え方も肯定的になる！

今は不安の時代と言われていますが、「機能姿勢」を時々思い出して実践すれば、考え方まで肯定的に変わります。考えてみれば、何も事件が起きていない時に、少ない情報から将来を心配しても何も良いことはありません。今、そして将来を明るい視野でとらえられる以上に大切なことがあるでしょうか。そのことが今日のやる気、明日のやる気につながることは間違いありません。

もし、将来を悲観しているのなら、その原因や根拠を探す必要はありません。それは単純に機嫌が悪いという証拠を見ているのです。「機能姿勢」によって、原因や根拠と何の関係もなく、機嫌が良くなります。その時、自分の中から肯定的なアイディアが浮かぶことに驚いてください。これがQメソッドの基礎であり、「同調」によって心の問題解決が単一のただの作業に変わったということを表しているのです。

⑤痛みやつらさに耐えられるようになる

食べ過ぎで腹が痛くなった時、何とか少しでも楽になるために体を丸める姿勢が、完璧な「機能姿勢」です。

そのようにつらい状況は望まなくても時々やってきます。その時こそ、「機能姿勢」

を積極的に実践することで、最も痛みが遠のきます。

夜、寝つきが悪い人、朝寝起きの悪い人も「機能姿勢」になる練習をすると寝るべき時に寝られ、起きるべき時に起きるのが楽になっていきます。たった数秒で大きく息が吸えるようになり、その分だけ確実に不安が減っていきます。

⑥落ち着いて冷静になれる

ほんのわずかな動きと、数秒の時間で実践できる「機能姿勢」ですので、例えば、学校の試験の最中でも何度でも実践できます。その度に気持ちが落ち着き、呼吸が楽になり視野も明るくなるので、良い影響が期待できる

体調がすぐれない時や寝つきが悪い時も、「機能姿勢」を意識するだけで、一瞬で楽になって「ホッ」とする！

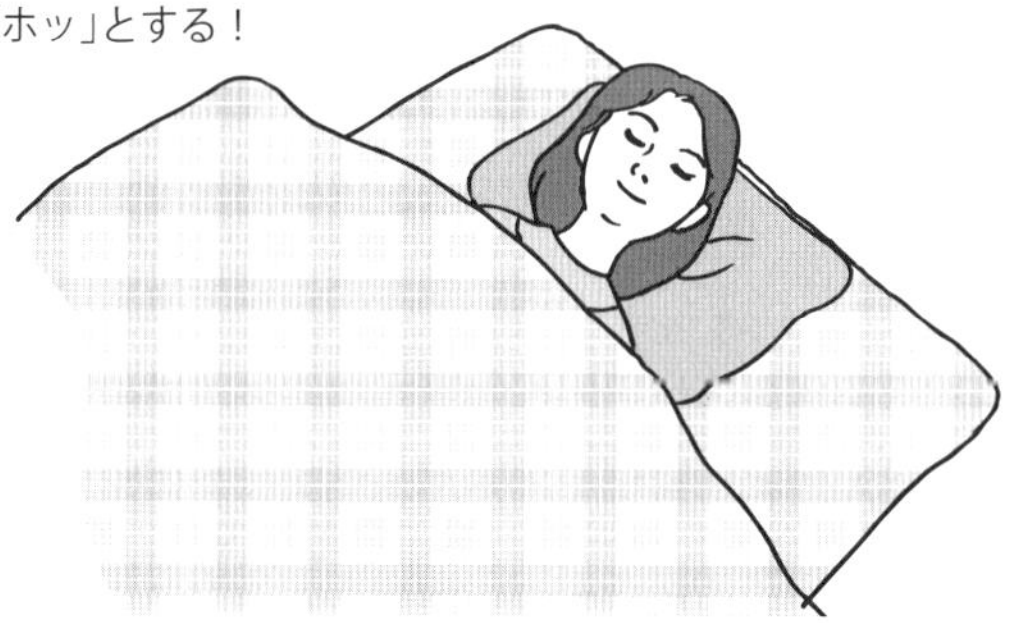

でしょう。試験に臨む時には体力とメンタルの力が必要です。

この「機能姿勢」は、あらゆるスポーツで、例えば陸上競技のスタートラインに並んでからでもその場でライバルに気づかれずに実践できるので、普段から慣れておけば必ず助けになるでしょう。冷静に落ち着けるのです。

パフォーマンスアップのための「機能姿勢」については、確実に正しい「機能姿勢」ができるように専門の認定治療院で指導を受けてください。特にあなたがトレーナーである場合は、自分自身で「機能姿勢」を体得したからといって、人に伝える時に効果が反対になってしまわないためにも、また選手を調整する方法を知るためにも、その必要性があります。

人前で話す時にも「機能姿勢」は役に立ちます。大勢の前で上がってしまうのが心配な人も、プレゼン現場に行ってからでも充分間に合います。「機能姿勢」を心がければ、不安が減って安心感と自信が湧いてくるでしょう。聴衆からの質問に対して適切に答えるためには、冷静さが必要です。

私はこの「機能姿勢」こそ、人前で上がらない人、多少のことでは動じない人の秘

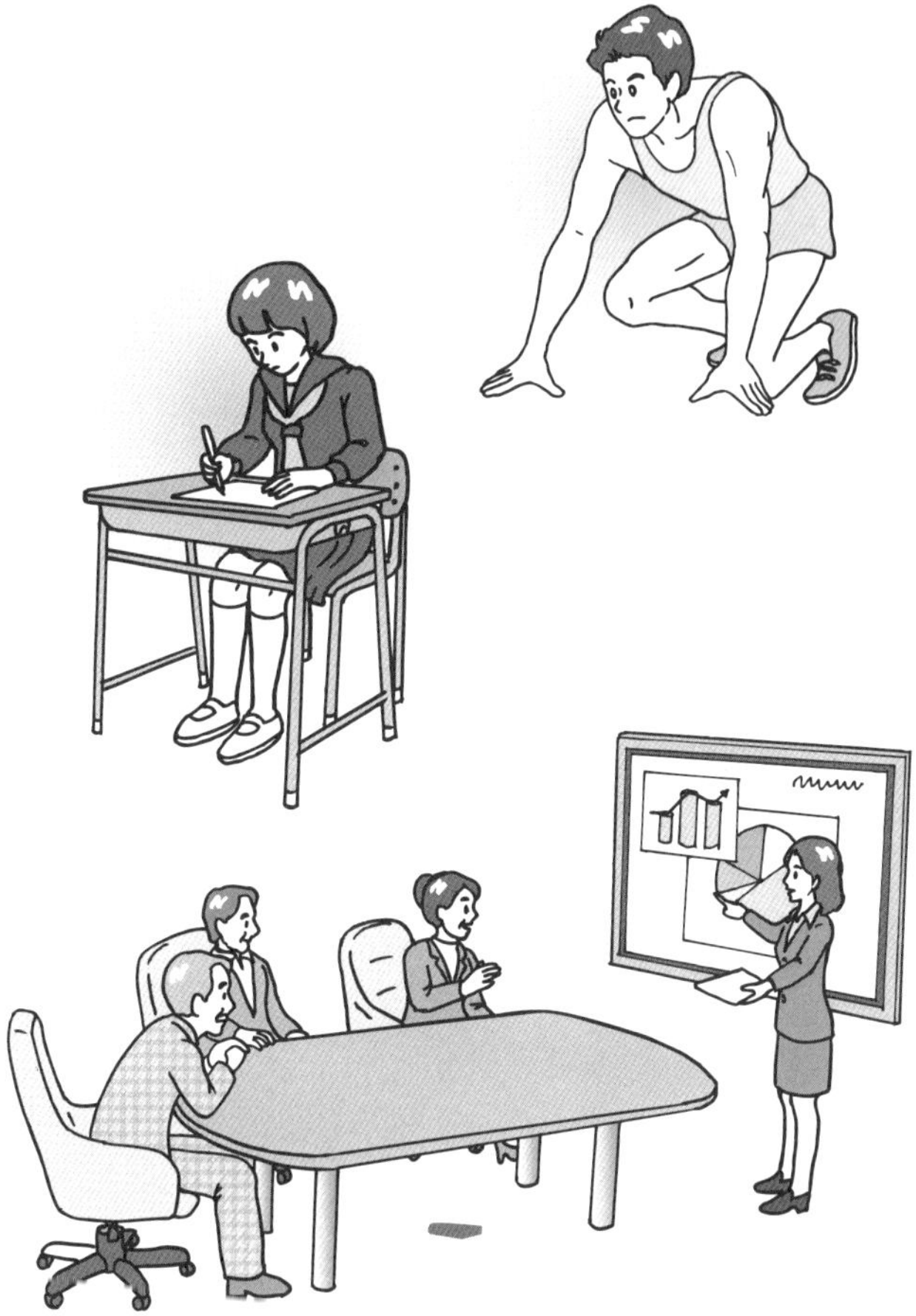

スポーツの試合、学校の試験、仕事のプレゼンなどの緊張しがちな場面でも、「機能姿勢」を取るだけで一瞬で落ち着き、実力を120%発揮できる！

密だと考えます。

⑦多少の体の不調が消えてなくなる

もしも、あなたが病院の健康診断で何の問題もないにも関わらず、なぜか何となく気分が悪かったり、肩こりや腰痛があるなら、ぜひ「機能姿勢」を練習してください。例えば、肩こりは未だにハッキリした原因がわかっていない症状ですが、「機能姿勢」をその状況でも試してみてください。肩のことが気になる状態で、全身の姿勢を使って数回「機能姿勢」を実行します。「ホッ」とする度に症状が軽くなることが体験できるのではないでしょうか。

こんなに簡単なことで良くなるのかと思われるかもしれませんが、「機能姿勢」によって自己治癒能力が発揮されると思えば納得できるでしょう。気分が良いということは、心と体がうまくいっている証拠だと思います。今、気になったり、こだわっている対象からの開放をすでに感じたということです。

私たちは様々な症状に名前を付けて、その対応方法を研究します。しかし、それ以

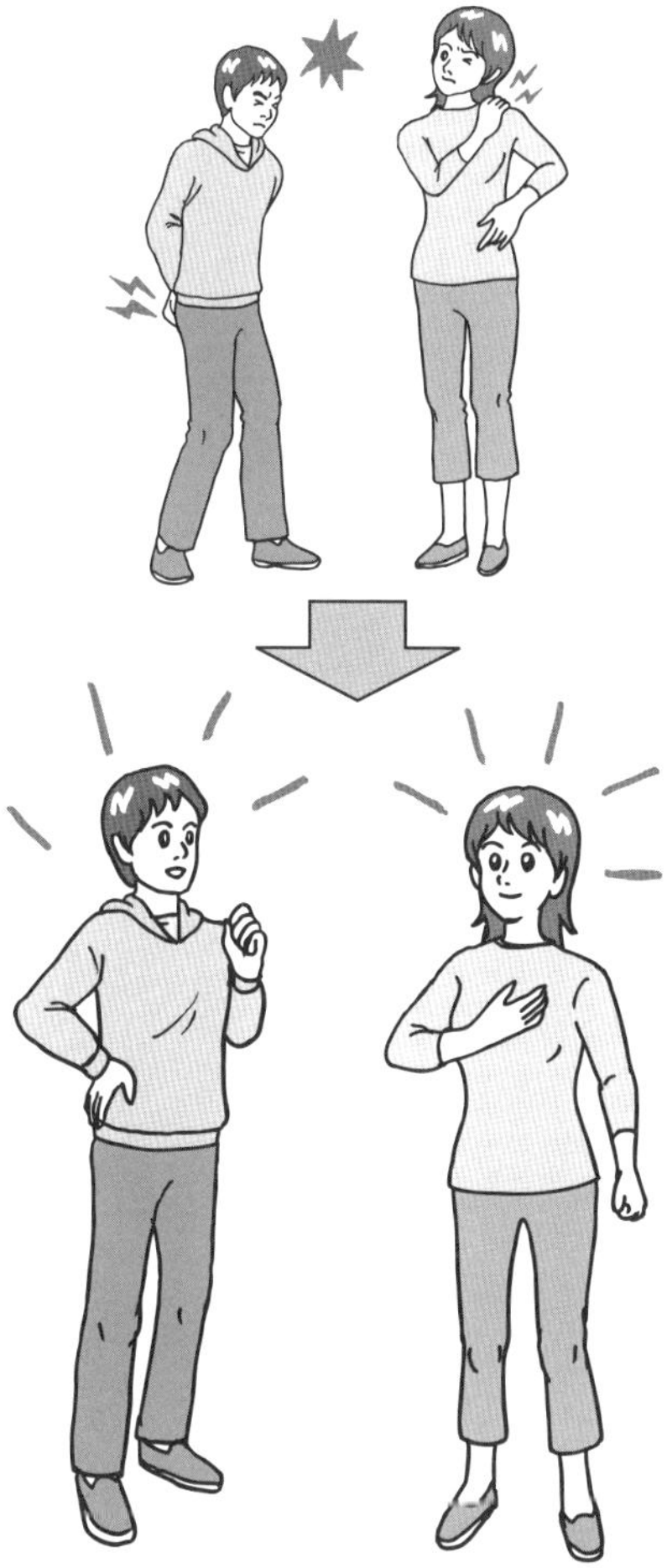

肩こりや腰痛などの不定愁訴も、「機能姿勢」を取るだけで、一瞬で改善を実感できる。ただし、そのメカニズムは誰にもわからない。

前から、この気分が良いか悪いかという感覚を持っていたはずです。気分が悪い時に「機能姿勢」で気分を改善できるメカニズムがわからなくても、自分自身に備わっている感覚なのですから、いつでもできるだけ気分が良いことをしましょう。

あなたの周りにいる、機嫌が良い人を見るとあなたも気分が良くなるのではありませんか。自分のためにも、他の人のためにも、気分が良いことを実行するのが大事です。「機能姿勢」が広がっていけば、社会を快適な方向に確実に変えていくのです。怒りをあらわにする人が減り、同僚やご近所の人たちと仲良くなっていくでしょう。自分を快適にすることだけを目指して「機能姿勢」を使っているのですが、結局、世の中も良くしていくのです。

偶然の良い出来事を待つ必要はなくなる

面白いことに、短時間で体調を変える能力があるとわかることで、大変大きな副産物も得られます。

例えば、遠くにいるお孫さんから電話があってかわいい声を聞いた途端、朝から感じていた体の不調がすっかり良くなったという話を聞いたことがあるでしょう。そのことを、「孫からの電話が私に不思議な力を与えてくれた」という言い方をします。

これは大変素晴らしいことですね。しかし、「機能姿勢」ができれば、自分自身の体調は自分で調整できます。これからはそうやって、いつも元気いっぱいでお孫さんからの電話を待った方が良いでしょう。これは完全に自分自身の能力なのです。

確かに、先の例の場合、お孫さんの電話は

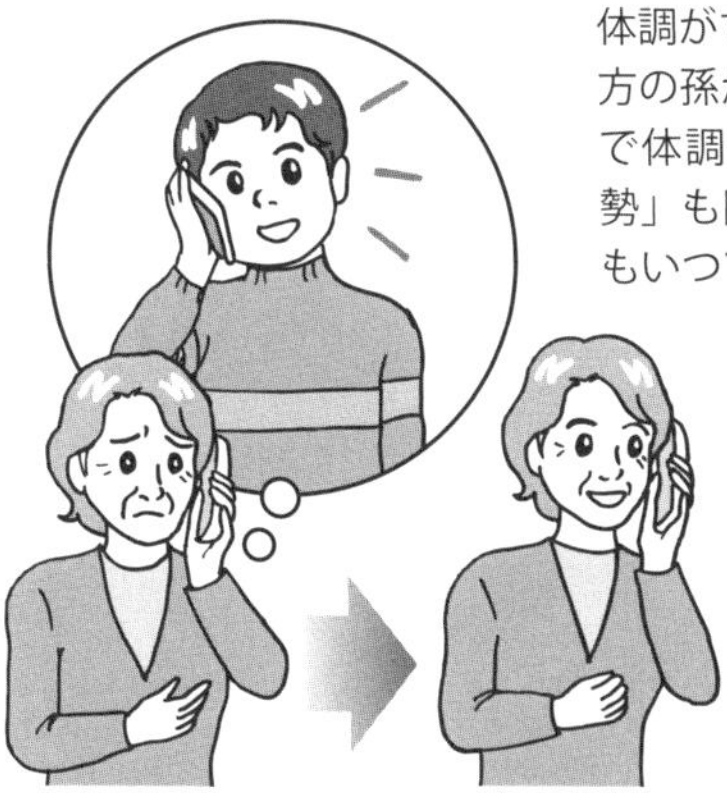

体調がすぐれない時でも、遠方の孫から電話があれば一瞬で体調が良くなる。「機能姿勢」も同じ効果があり、しかもいつでも自分でできる！

「機能姿勢」を取るきっかけにはなりましたが、この電話がなくてもいつでも同じ効果を自分で得られるのです。しかも周りから見て何か特別なことをしているようには見えないまま、ただただ元気で気楽な人になるのです。もう自分の気が晴れるために、他の人からの連絡を待つ必要はないのです。

「ホッ」とする安心感こそ、あらゆる良いものの正体

この「機能姿勢」によって得られる「ホッ」とする感じは、何かに似ていると気づく方もいるかもしれません。例えば、あなたの趣味がゴルフだとすると、コースに出て芝生に立った時、何とも言えない気持ちを感じるでしょう。そこで大きく深呼吸をしたくなった時を思い出してください。その感じは「機能姿勢」と全く同じではありませんか。あなたには俄然やる気と自信が湧いてきます。

家に帰って家族の一員である犬君や猫ちゃんが近寄ってきて思わず手を差し出す

時、その愛情はまさに「機能姿勢」の「フワッ」とした感じと同じではありませんか。

ケンカしていた相手が誤解を解いて謝ってきた時、「ホッ」として相手を許すと決めたら、その時「スーッ」と溜飲が下がる感じはまさしく「機能姿勢」の「ホッ」とする感じと同じだと思います。

人から親切にされた時に感謝を感じたあなたは、その気持ち良さは普段「機能姿勢」の実践の時に感じているのと同じ温かさではないでしょうか。

それぞれ状況は変わっても、あなたにとって良いものを得た時に感じるものは、いつでも「機能姿勢」を実践する度に感じる「同調」感覚と同じです。つまり、「機能姿勢」の実践で1時間に数百回感じている「ホッ」とする感じは、現実の世界で心地良いもの、素晴らしい体験、感謝を現実に体験する前に先取りし続けているのと同じです。本物の幸せの感覚そのものなのです。


四六時中何かを心配しているような人も、一つの心配事よりもずっと短い時間で「機能姿勢」は作用しますから、結果の予測できない心配事の代わりに「機能姿勢」を練習してください。数日から数週間、楽しんで続けられたのなら、正確に「機能姿勢」

が取れている証拠です。その時に振り返ると、心配することが随分少なくなっているのに気づくでしょう。

楽な姿勢を探るだけですから、「ホッ」としたり呼吸が楽になって気楽になったりすることに特定の「理由」が必要ありません。気持ちが良くなったり楽天的に考えられるようになっても理由がないので「こんな風に気楽になってしまっていいのか」と悩んだりする必要はないのです。

おかしなことですが、せっかく体調が良くなってきているのに、理由がないと幸せになってはいけないと思っている人が多いように感じます。「機能姿勢」は理由のない健康法です。この「機能姿勢」で体の調子が良く

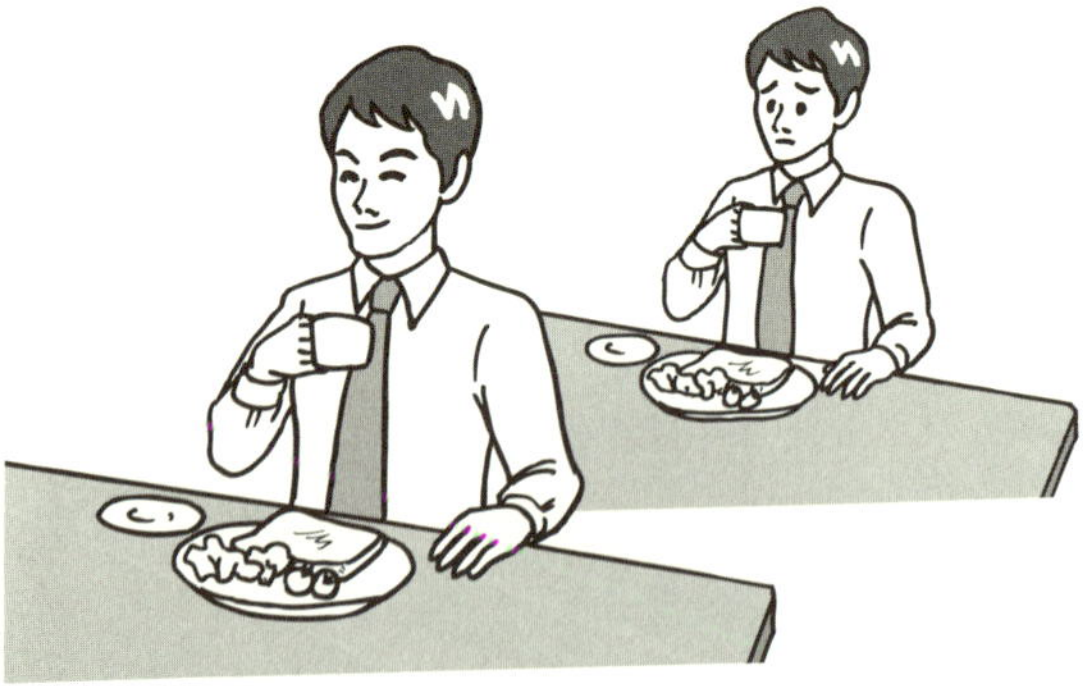

朝起きてからずっと何かを心配している人も、「機能姿勢」という単純な作業だけで、他に理由なく楽天的になれる。

なったとしても、持っている知識で「どうしてなのか」と思う必要はありません。意識では説明することができないほど人間は複雑なのです。とにかく、気分が今一つスッキリしないと思ったら、「機能姿勢」を探せば良いというただの作業なのです。

機嫌が悪くなりそうだ↓「機能姿勢」を取る。
仕事に身が入らない↓「機能姿勢」を取る。

下のイラストで車を運転している人は、急な割り込みをされて、数秒前まで怒っていたのです。しかし、その状態から「楽な姿勢」を数秒間で探して3秒ほど静止した結果、なぜか急に気分が晴れて機嫌が良くなりまし

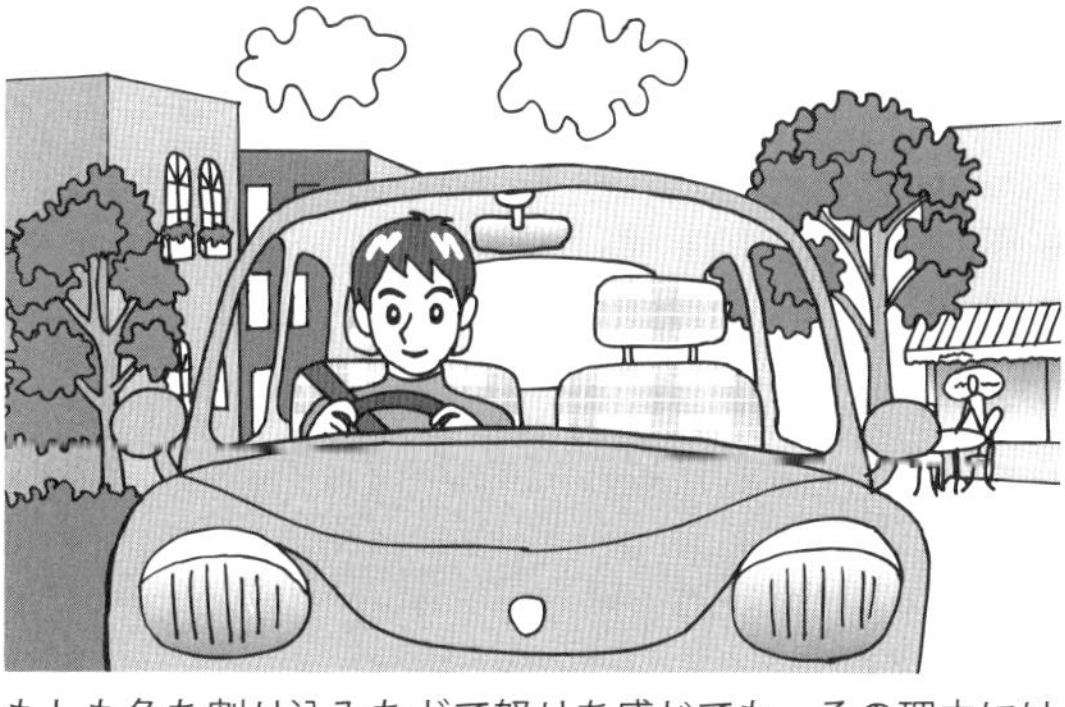

もしも急な割り込みなどで怒りを感じても、その理由には一切関係なく、「機能姿勢」だけで機嫌が良くなる。

た。

大切なのは次のことです。

「この時、この人が怒っていた理由と『機能姿勢』の効果とは、まったく関係がない」

原因に全く関係なく、「ホッ」とできる。これが「機能姿勢」の最も大きな威力なのです。多くの人は、気分がすぐれない時、その理由を一生懸命探すのではないでしょうか。大概それらしい原因に思い当たりますが、どれも今すぐ解決できるものではないでしょう。思いついた原因に納得できれば、少し気が紛れるかもしれませんが、「機能姿勢」は「楽な姿勢」を探すというただのシンプルな作業なのです。

よく、長い訓練の先に素晴らしいものが得られるという話はあります。確かにピアノに一度も触ったことの人が突然ピアノを弾けたり、自転車に乗ったことのない人が突然乗れるようになることは考えにくいでしょう。しかし、こと健康法に関しては、人間が皆、大昔から熟練している技術のはずです。そうでなければ一度も途切れることなく人間が命を繋いでこられたはずがありません。

先ほど挙げた例のように、車を運転していても「機能姿勢」はできます。言葉を使って考える必要がないので、前を見て運転しながら頭を少し傾けたりするだけで、何の危険もなく、落ち着くことで安全運転ができるでしょう。出かける前よりも、帰りの時の方が疲れが減って、体調が良くなるのです。

また、買い物の途中でも3秒で「ホッ」とできるなら、きっと必要ないものを衝動的にたくさん買うことはなくなるでしょう。「ホッ」とすることは落ち着くことでもあります。

この「機能姿勢」を実践する動機は、つらさとも言えます。体調の悪い人はこの動機を出し切るまで「機能姿勢」の練習を続けることとなるでしょう。そして、とても気分が良い時には「機能姿勢」のことを忘れてしまいます。動機がなくなってしまうからです。このように「機能姿勢」の実践には、やり過ぎがないのです。

もしも、犬の散歩に出掛ける時に面倒なら、「機能姿勢」を思い出しましょう。きっと気持ちが穏やかになり、多少の不調は忘れて、愛犬とより幸せな心の交流を感じることができるでしょう。愛犬と共に外に出て気分が良くなる時と、あまり効果がない時があるかと思いますが、その原因は「機能姿勢」を選ぶかどうかの違いだと思います。

「機能姿勢」の快適さは周囲にも伝わっていく

次のイラストは、会社での見慣れた会議風景ですが、右端の人が怒っています。そのことで皆の機嫌が悪くなっています。

そこで、この右端の男性一人が短時間に気分を変えて穏やかになったら全体がどう変わるのでしょうか。

あなたの身の回りも、実は少数の人の機嫌に左右されていませんか。大勢の中の一人二人が怒っているだけで、会場全体の雰囲気が悪くなっているでしょう。

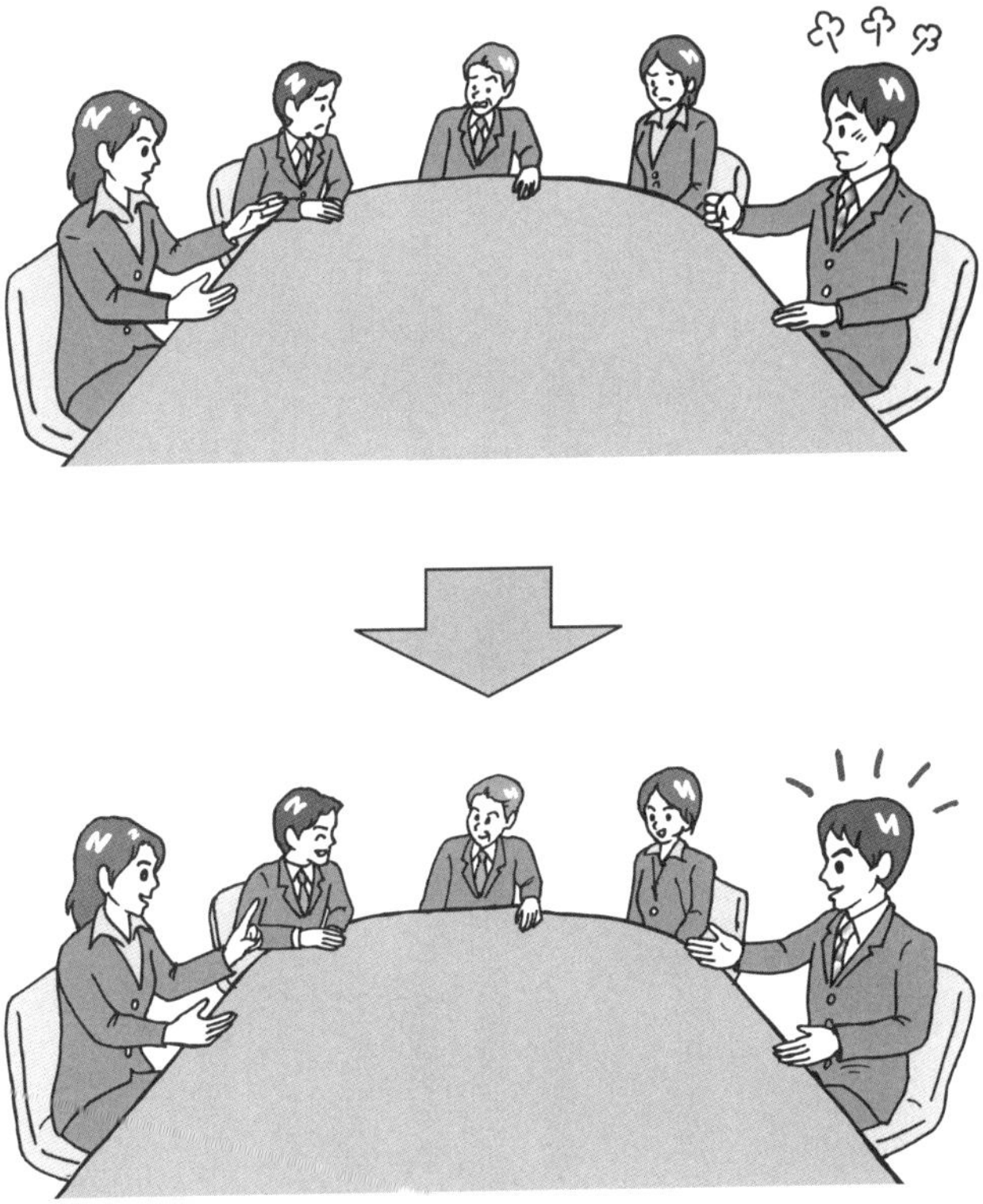

会議の場面で一人でも不機嫌な人がいると全体にも影響し、建設的なアイディアが生まれにくくなる。逆に言えば、一人が「機能姿勢」を取るだけで、場の雰囲気は直ちに良くなる！

子供たちが遊んでいる状況でも同じです。一人つまらなそうな子がいるだけで、全体の雰囲気が悪くなってしまいます。

会社のプロジェクトリーダーだったら、間違いなく「機能姿勢」を知った方が良いと思います。皆が機嫌良く、パフォーマンスを高めて欲しかったらまず自分が手本を示さなければなりません。ところが現実の職場には機嫌が悪くなりそうなことがたくさん起こります。その時、あなたの機嫌を良くする原因を外に求めていたのでは、理想的な良いニュースがやってくるまでずっと不機嫌でいなければならないでしょう。「機能姿勢」は、何の意味もなく、一言も要らずに気分を良くすることができる方法です。

まず、自分自身が機嫌良くなった分だけ、周りの人間関係も良くなっていきます。あたかも、周りの人たちがあなたの中身の反映であるかのように。「機能姿勢」を実践する度に、物事の肯定的な部分に焦点を当て直しているのです。昨日と同じ人の中に良いものを発見できるようになり続けるのですから、周囲の環境が変わって見えるようになるのも当然なのです。

父と私が研究してきた手技治療にも全く同じことが言えます。クライアントの機嫌の悪さと同じ心理状態になってしまったら、「快適さ」を提供するサービスが成り立たなくなってしまいます。機嫌の悪い人につられてげんなりしてしまったら、施術者が本来持っている感性まで働きにくくなることにより、簡単な施術の方針すら決められなくなってしまうでしょう。「機能姿勢」の訓練を受けるプロの方には、何度もこのお話をしています。気分の良し悪しは、「機能姿勢」の実践をするかしないかという単純な作業です。

多くの人は、自分の機嫌が悪いことのデメリットを、あまりにも軽く考えているのではないでしょうか。機嫌が悪いことはその人からすべてを奪っていきます。良い人と出会うチャンスが消えて、良いタイミングを失い、良い行動ができなくなります。そして、良い言葉やビジョンが浮かばなくなることも容易に想像できるのではないでしょうか。

しかし、気分を良くすると言っても、今まで一定の方法が存在しませんでした。「機能姿勢」は、この永遠のテーマに対する答えだと思います。心情の問題だったものが、ただの作業となるのです。しかも、つらい努力は一切なしです。

続けられるなら、正しくできている！

本書の練習をゆっくり丁寧に実践すれば、大概の人は正しい「機能姿勢」が取れるようになります。それは、意識していないだけで誰でも普段から使っている能力に「機能姿勢」という名前を付けただけなのですから。

「機能姿勢」はいつでも確実に本物の気持ち良さが感じられる方法なので、上手にできていれば三日坊主になりようもありません。ですから、正確にできているのかどうかは、続けられているかどうかという問いに置き換えられます。

「機能姿勢」はあまりに斬新な健康法なので、あなたの「機能姿勢」が正しいものなのか、確かめてみたくなるかもしれません。そんな時には、全国に三軸修正法の認定治療院がありますので、そこで相談していただければ丁寧に教えてくれるはずです。

そこではまず、「機能姿勢」がはっきりとわかるような感性を呼び戻す作業として、「機能姿勢」がかなり極端に捻れているような人の場合、大体普通の姿勢が楽な状態に調整してくれるでしょう。そうすることによって、あなたが本来持っている感受性が蘇ってきます。「今の状態が楽なのか、それとも、もっと楽な姿勢があるのかどうか」ということがわかりやすくなるのです。

そしていくつかの問診を通じて、あなたが「機能姿勢」が実行できているのかどうか調べて、できていなかった場合、見本を示してくれるでしょう。

「機能姿勢」によってどんな快適さを感じるのかは、ネット上のコミュニティーを通じて体験談を聞くこともできます。

本書の最後に認定治療院一覧を示してありますので、お近くの治療院に連絡をしてみてください。皆「機能姿勢」の実践者ですので、穏やかで機嫌の良い先生方ばかりですので安心してください。

5

特別対談

長谷川 穂積（プロボクシング2階級制覇）×池上 悟朗

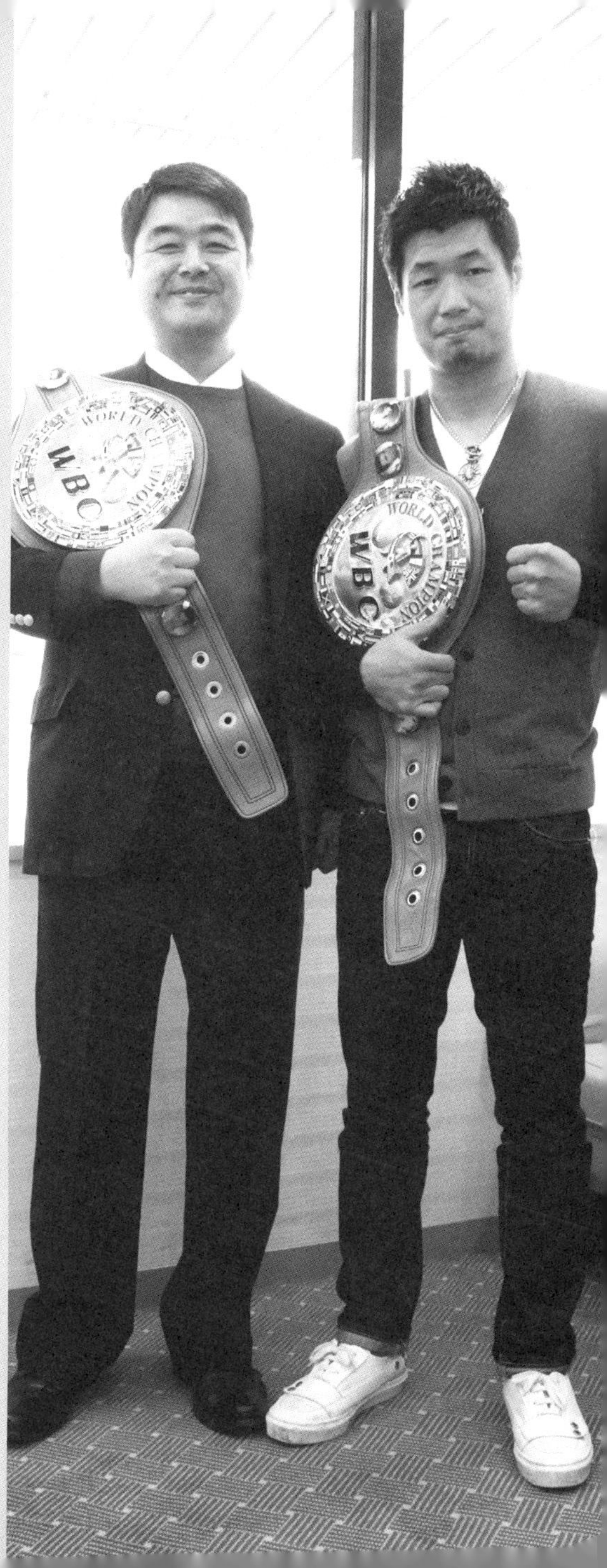

「楽だ」という感覚が持つ驚くべき価値とは？

池上　長谷川選手の著作『意志道拓』（ＫＫベストセラーズ刊）を読ませていただいて、本の帯に長谷川選手が臆病だと書かれていることに驚きました。

長谷川　ボクシングはビビりじゃないとできませんので。

池上　私は長谷川選手とは比べられないほど臆病に生まれつきました。その上、それを心配した父に厳しく育てられたので、途中から身体がおかしくなってしまったんです。左半身が麻痺して、医者から「これは脳腫瘍です。あと半年の命でしょう」と診断されました。

その時、私は自分の身体の不調が、何かほんのわずかなボタンの掛け違いのようなものだと感じていて、そのボタンが何なのかを40年間ずっと考え続けてきました。そして数年前にやっと、「かけ違いのボタン」の正体が理解できたんです。

例えば今、長谷川選手は右側を向いているのと左側を向いているのと、どちらを向いたほうが楽なのかわかりますか。

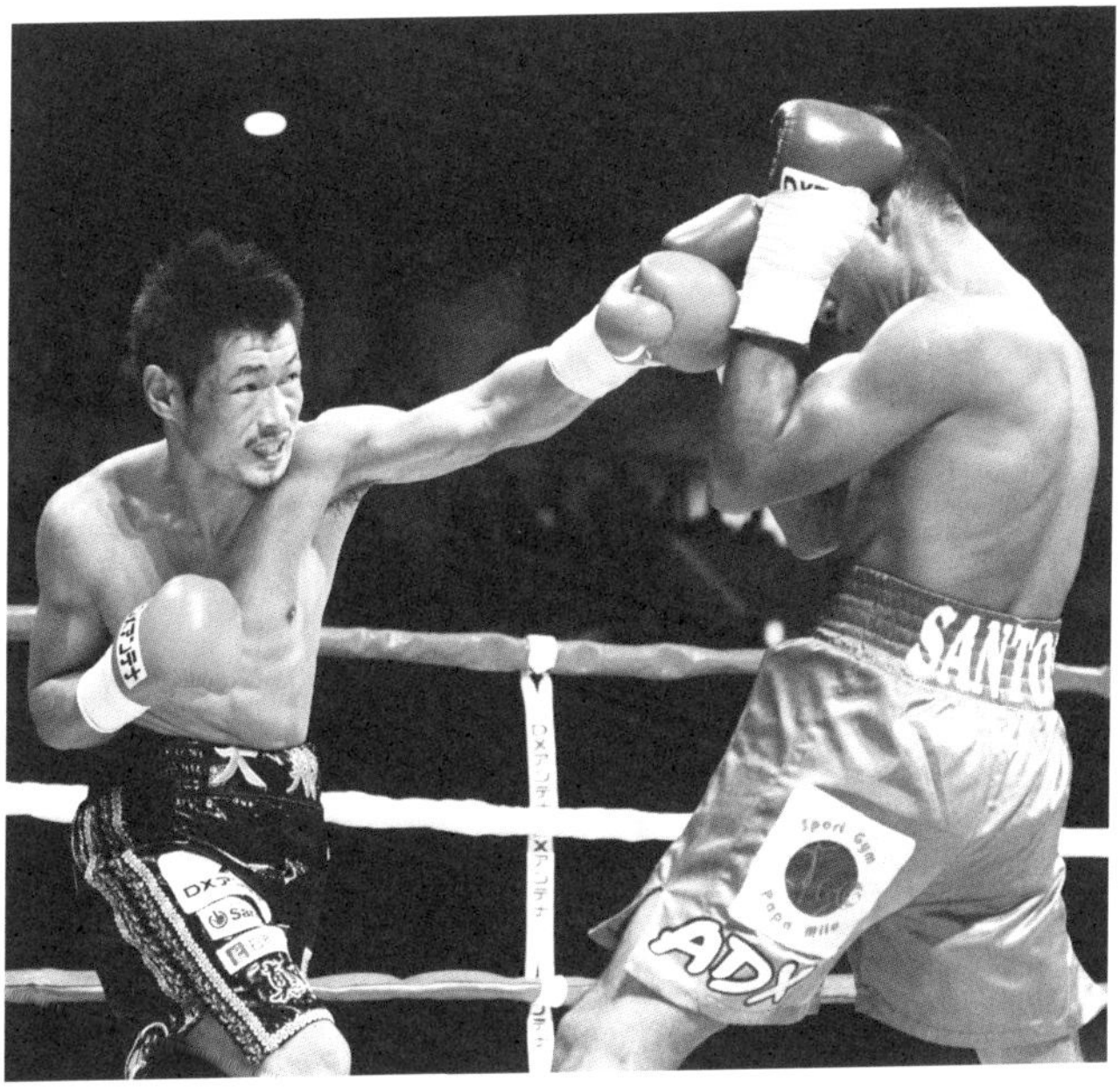

長谷川 穂積 はせがわ ほづみ

1980年、兵庫県生まれ。真正ボクシングジム所属。超高速連打と正確無比なカウンターパンチを武器に2階級を制覇した、ボクシング界屈指の王者（第26代WBC世界バンタム級王者、第42代世界フェザー級王者）。バンタム級では10度の防衛に成功。

長谷川　そうですね……はい、わかります。

池上　今日は今の「楽だ」という感覚が驚くべき価値を持っているというお話を、長谷川選手としたいのです。

長谷川選手は今、先ほどの「こっちが楽」という方向の中で、ゆっくり顔の向きを変えてゆくと「ここが一番楽だ」という向きが決まりますか？　正確にその方向を向いている時に深呼吸してみると、とても楽に息が入ってきますよね。

長谷川　はい、確かにすごく深く呼吸できますね。

池上　その向きからちょっとでも違う方を向いて深呼吸しようとしても、うまく息が入ってこないでしょう？

長谷川　駄目ですね。全然呼吸の楽さが違います。

池上　さすが、長谷川選手のような一流アスリートはすぐにわかってくださいますね。このように「こっちが楽だ」とか「ここが楽だ」という感覚を頼りに、「最も楽なところ」にぴったり方向が決まると、数秒のうちに心と体がとても楽になってしまうのです。この「最も楽なところ」に焦点を合わせている姿を「機能姿勢」と呼びます。これが、私が心を病んでいる時に必死に探していた「かけ違いのボタン」の正体だっ

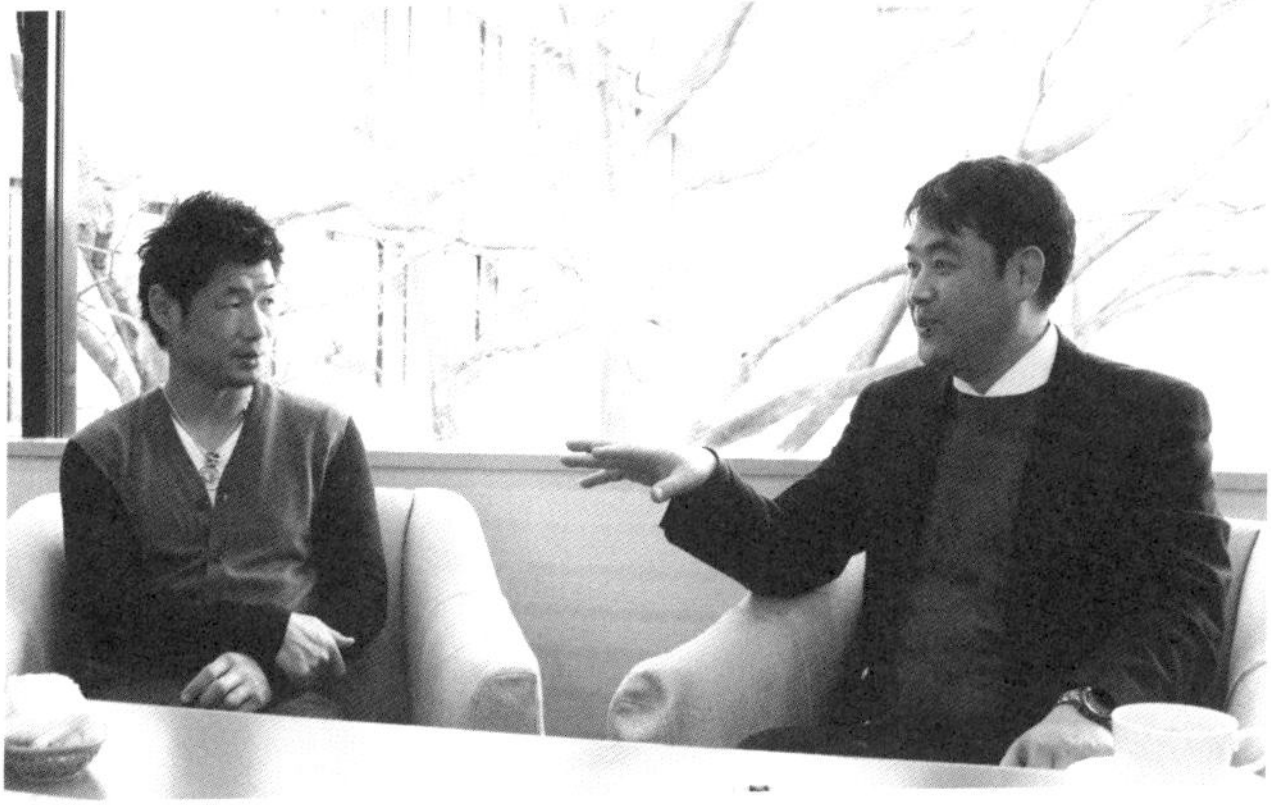

たのです。長谷川選手ほどのレベルになると、「機能姿勢」がどういうものか知らなくとも、無意識のうちに使っています。

でも、これは特別なことでも何でもなく、誰でも普段からできていることなのです。例えば子供が「コラッ！」と怒られる時、「やばい！」と目を伏せます。この時、自分にとって「最も楽なところ」を一瞬で決めています。

「機能姿勢」は、本人にとって「意識が最強になる場所」です。これをもっと意識的に自在に使えるようになれば、世の中全員のパフォーマンスがもっと発揮できるようになります。

長谷川選手も三宅安道先生（池上六朗先生の高弟であり、長谷川選手のボディメンテナンスも手掛けている）の施術を受ける中で、三軸修正法と「機能姿勢」の効果を実感しているのではないですか？

長谷川　僕は今まで数えきれないくらい怪我をしてきました。でも、7～8年前に三宅先生にお会いできて、それからは全部治していただいてるんです。「怪我したら、三宅先生のところで治してもらったらいい」と思ってるんで、練習や試合で怪我してもいつでも「何とかなるやろ」って。

　僕は運が良かったんです。自分を治してくれる人に出会えずに、前の怪我をずっと引きずりながら現役を続け、それが原因で引退しなければならなくなる人もたくさんいると思うんで。本当にありがたいですよね。

「機能姿勢」は常に変わり続け、癒され続ける

池上　長谷川選手、今、パッと腕を前に出して、楽な方向とそうじゃない方向がすぐ

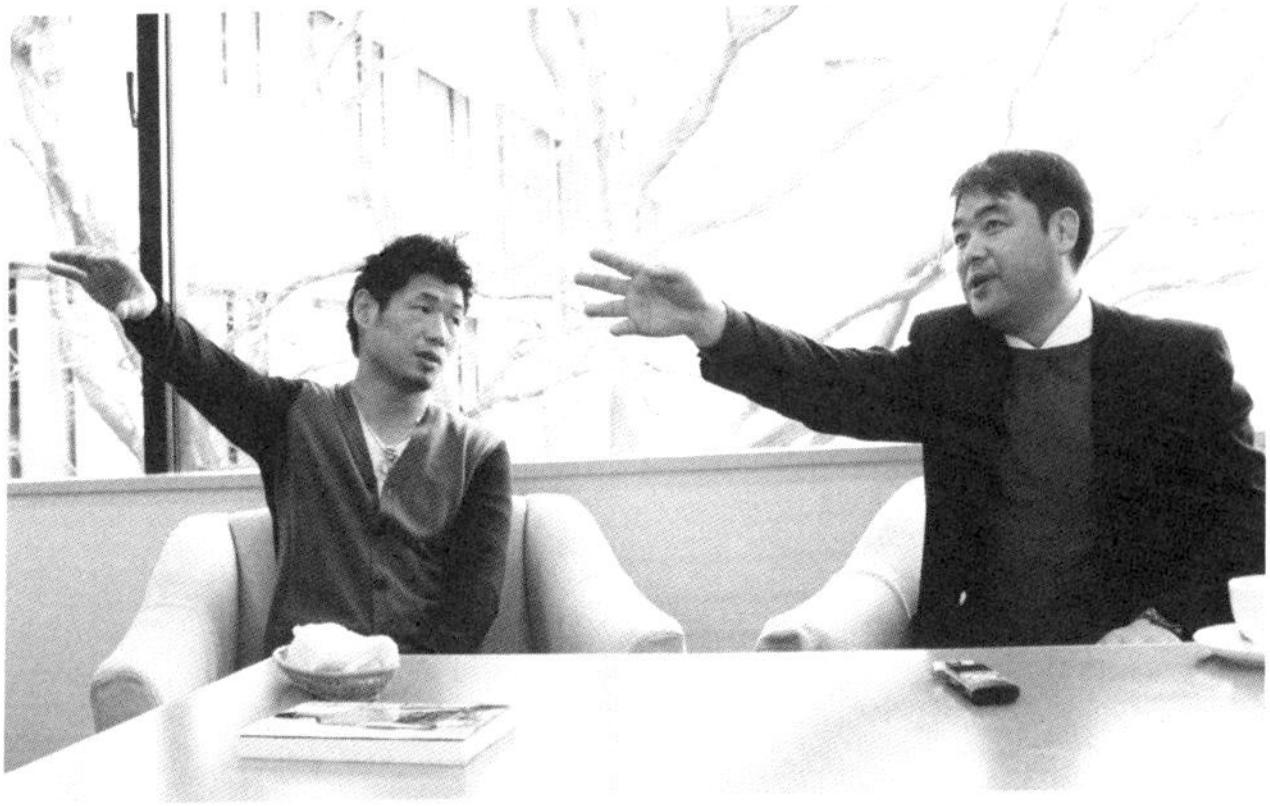

にわかりますよね？

長谷川　ああ、そうですね。楽なのはこっちですね。

池上　その楽な方向というのは非常に厳密なものなのです。長谷川選手、だいたいこの方向というのではなく、「ここだ！　この方向が一番楽だ！」という方向を決めてみてください。その時、腕の位置はそこじゃなきゃいけないですよね？

今、腕の重さを感じないのではありませんか？　腕を他に向けるとしんどいのではないでしょうか？

長谷川　そうですね。重さなのかはわからないですけれど、しんどさは違いますね。

池上　正確に「ここが楽だ」という方向が決

まった時、「フワーッ」と楽になるでしょう。

実はこの「厳密に楽になる場所」は、地球が絶えず回っているのと同じように変化し続けるのです。今、「ここが楽だ」としても、じっとしているとだんだん楽じゃなくなってきて、「こっちのほうが楽だ」とゆっくりその変化を追い続ける。すると、ずっと呼吸が楽になり続け、ずっと癒され続けます。

例えば、ラウンド間のインターバルにもこの感覚を追い続ければ、最速で身体と心を回復させることができるでしょう。

他者との共同創造が最高のパフォーマンスを生む

池上　この「機能姿勢」は、不思議なことに複数の人で共同創造もできるのです。例えば私が誰かの手を取って、その人の今の「楽なところ」を一点、瞬時に決められる。

以前、内田樹先生に合気道のお話を伺った時も、「合気道はダンスのように、相手

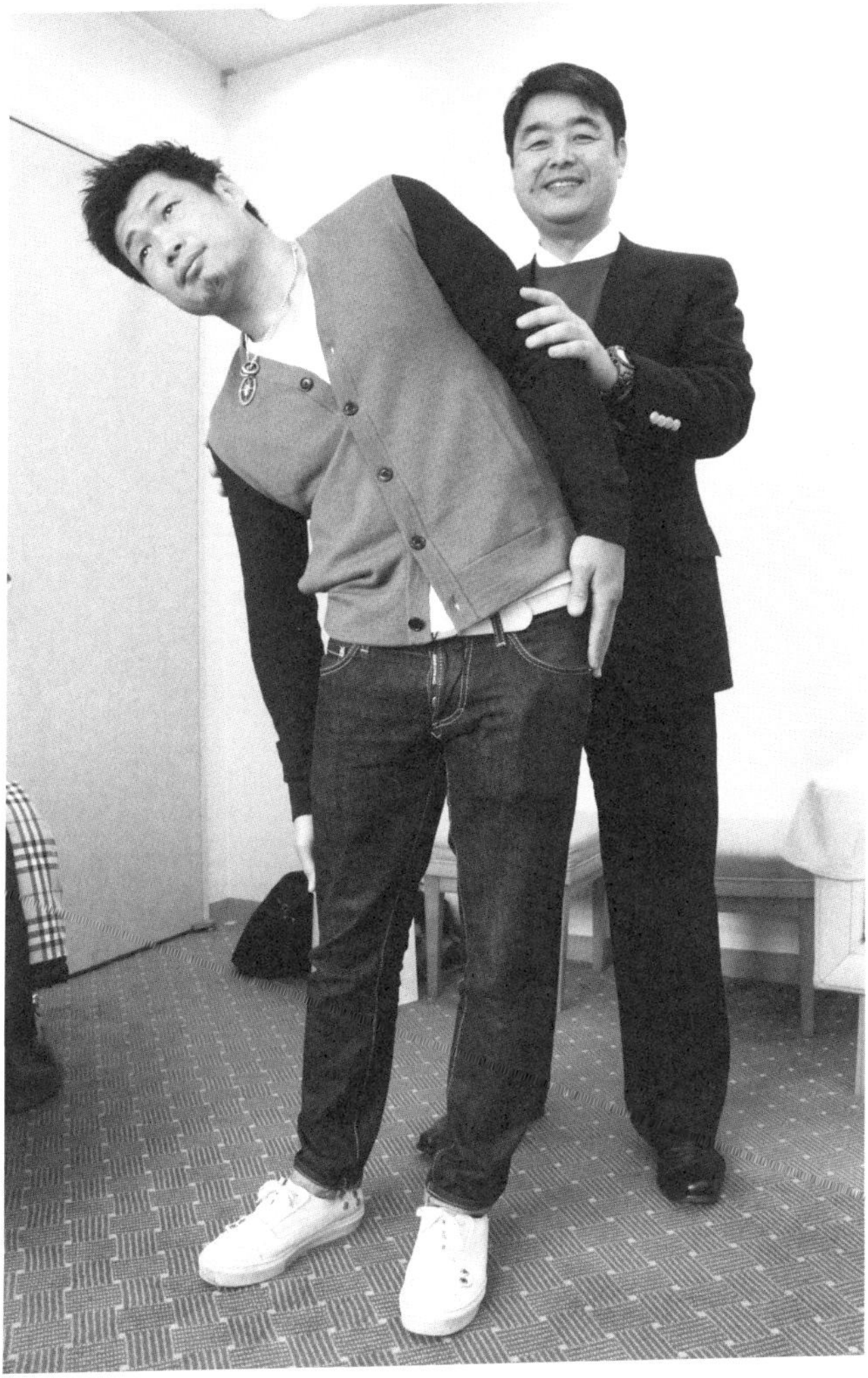

と調和する武道である」というようなことをお聞きしたのですが、どこかボクシングと繋がっているように思えませんか？

長谷川　僕も「この試合、やっていて楽しいな」と思ったことはあります。そして「多分、相手も楽しいと思っとるやろな」って感じられる試合は確かにありますね。それはどういう理由なのか分かりませんけど。お互いに高度な技術を持って戦っていて、どっちが先に引っかかるか、というつもりでやっていたから楽しかったのかもしれません。

池上　そうですか、その時は疲れ方が違うのではないですか？

長谷川　ええ、そういう試合はまったく疲れませんね。よくマラソンの高橋尚子選手がおっしゃっていたランナーズハイのように、いくら走っても疲れないというのは確かにあると思います。言うなれば、〝ボクサーズハイ〟みたいな。

池上　それは多分、外から見ても素晴らしい試合になっているのではないかと思います。

長谷川　ええ、なっています。僕のマネージャーなんかは「ああ、あの試合やな」とすぐにピンと来てましたし。

池上　そのような試合と、そうでない試合を分けるのが、この「機能姿勢」かもしれません。

相手の動きも関連して、お互いに気持ちがいい動きを共同創造している時、理想の試合が生まれてくるのでしょう。

長谷川選手にお聞きしたかったのですが、長谷川選手にとって、自信や確信はどのような時にやってきますか？　気持ちが興奮している時なのか、心が静まっている時なのか。

長谷川　まあ、興奮状態にあるけれど心は落ち着いているというか……脳はアドレナリンが出てる、でも心は静かな時ですかね。冷静に「これは勝つやろな」って思える状態。それが確信のある状態だと思いますね。「負けることは無いな」という自信も、そういう時に湧いてくるものなので。

興奮して、我を失ったらダメですね。もう一人の自分が外から自分を見ているぐらいの感じが一番いいです。

池上　素晴らしい。普段の練習もその「機能姿勢」の感覚から離れないようすると疲れが全く違うと思いますし、モチベーションの低下や怪我、スランプを避けることもできるでしょう。

「機能姿勢」は誰でも確実に能力をかさ上げする

池上　今日のこの感覚のお話、長谷川選手はもう理解していただいていると思いますが、スポーツをしている方は、皆さんこの感覚に従って動いていらっしゃるんでしょうか？

長谷川　この感覚に無意識に従っている人はいると思いますが、ほとんどの方は気づいていないと思います。今日の僕みたいにこういう場を設けていただくと、このような感覚もあるんだなとわかると思います。

池上　その部分だけ、ちょっともったいないですよね。私は脳腫瘍で半年の命と診断されるほど病んでいた人間でしたが、長谷川選手のようなトップアスリートも同じ感覚を使っていて、ほんのわずかなことで違いを生み出せる。

今、アスリートの頂点に立っている人たちにも、まだこの部分に数%でも追求できる幅があったんだと気づいていただければ非常に嬉しいです。トップアスリートの方でも意識的に「機能姿勢」を使うことによって、確実に能力がかさ上げされるはずです。

正しい目標設定は、気負わず気楽であること

池上　よくある自己啓発セミナーなどでは「目標から焦点を外さないで保持すれば、自ずと道は開ける」と説いていますが、目標とか夢というのは今の自分と違うという理由で気分の悪いものですよね。この精神的な抵抗を取らないと、正しい目標設定にならないのですが、長谷川選手は世界一になるという目標があったんですよね？

長谷川　目標は確かにあったんですけれど、僕自身本当になれると思ったことは一回もなかったですね。僕の場合は、タイトルマッチが決まってもなれないと思っていましたから。

池上　長谷川選手は世界一になることに対して、あまり気負いを感じていないように思えます。

長谷川　はい。気負いとか、そういうのはないですね。

池上　それこそが正しい目標設定なんです。例えば「絶対になる！」とか無理をして言い続けることは目標に近づけないプログラムを自分に植え付けていることになりま

す。目標に対して気楽でなければ、目標と正反対のことをたくさん引き起こすことになります。長谷川選手は世界一になるということに気楽だったという、非常に理想的な条件をお持ちだったのですね。

ボクシング2階級王者も認めた「機能姿勢」の力

——池上先生の目から見て、長谷川選手の動きはどう思われますか？

池上　そうですね、普通の人には絶対無理なほど速い動きだと思います。

私はスポーツがダメな人間でした。しかし、長谷川選手のような人に少しでも近づく方法は何なのか考えた時に、私は正反対なことをし続けていました。「あんな人もいるけれど私はダメだ」そう感じ続けたのです。

——長谷川選手が所属する真正ボクシングジムには、長谷川選手に憧れて入ってくる人も多いと思いますが、仮に長谷川選手と全く同じトレーニングメニューをこなしたとしても、長谷川選手にはなれないものですか？

長谷川　なれないと思います。まず無理ですね。スタミナとかは努力すればつきますけれど、ボクシングにおけるスピード、それとパンチ力に限ってはセンスだけだと思います。トレーニングで多少は上乗せできますけれど、ほとんど個人の才能によるものなので、練習では補えないでしょうね。

それ以外のところを伸ばして、同じ立場になることはできるかもしれませんが、僕と同じ戦い方はできないと思います。

――池上先生にお聞きしますが、「機能姿勢」を導入すると、こういった才能による差を補うことはできると思いますか？

池上　「機能姿勢」を知らないよりは、ずっと長谷川選手に近づけると思います。でも、世界チャンピオンになれる人は極一握りじゃないですか。そういう特別な人がいてもいいでしょう。

ただ、目標から遠ざかるようなことをしながら一生懸命練習している人が実際には多いと思います。長谷川選手に近づきたければ、長谷川選手に憧れて試合の映像を見る度に気分が良くなる状態にならなければいけない。「ああなったらいいな」と思えるかどうかが大変な違いを生み出すのです。

——長谷川選手、いずれ後進の指導を担う立場になると思いますが、その時、御自身のボクシングテクニックに加えて、三軸修正法や「機能姿勢」を教えていきたいとお考えですか？

長谷川　できればそれはいいですね。でも、僕が池上先生のように説得力を持つ言葉を言えればいいですが、今は多分そんな技術も無いし、中途半端なことになってしまうかもしれませんので、またもう少ししっかりと勉強する機会があれば教えることはしていきたいと思います。

三軸修正法や「機能姿勢」の効果については、試合の前日に三宅先生に施術してもらうと動きやすさが全然違うのを充分実感してるんで、もう否定することが何もないんです。

しかも、今日こうしてお話をさせていただいて、すごく理解が深まりました。池上先生、ありがとうございました。

池上　こちらこそ、長谷川選手とお話しさせていただく機会に恵まれ、本当に光栄です。どうもありがとうございました。

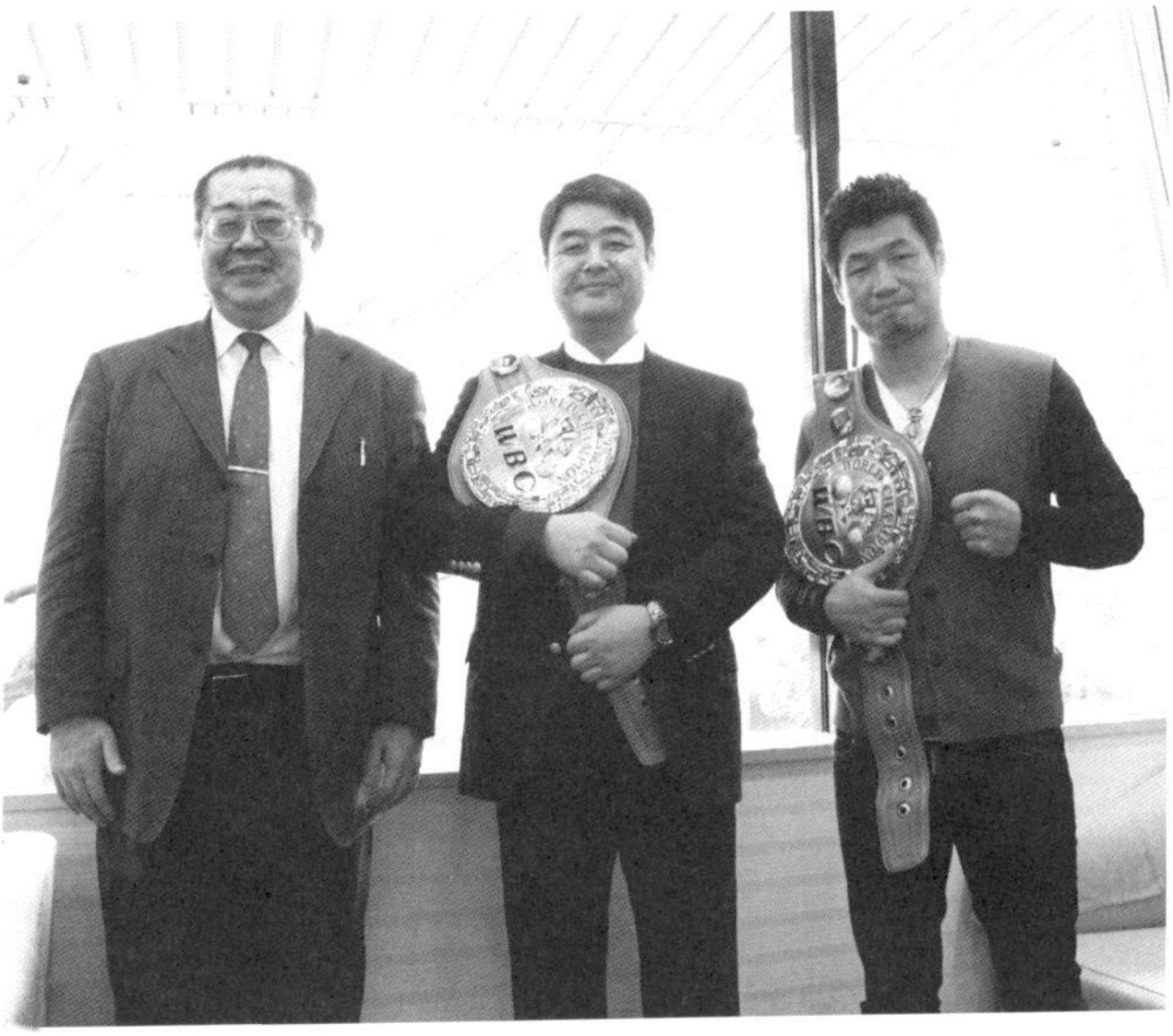

向かって右から、長谷川選手、著者、三宅安道氏（池上六朗氏の高弟であり、長谷川選手のボディメンテナンスを手掛けている）。

おわりに

私の父が創案した三軸修正法の歴史は30年余あります。その核心となるものこそ、本書でご説明した「機能姿勢」なのです。

私たちは多少の不調なら自分で癒やせ、機嫌良くいられる方法を元々持っているはずです。その巧妙に隠された真実をやっと探し当てました。

体や心の問題で追い詰められていると、真っ暗な夜に小さなテントの中で、やみくもに出口を探っているような気分になるでしょう。私の少年時代は、それはもうひどいものでした。息も絶え絶えに伸ばした腕は空を切るばかりで、出口の取手にはかすりもしないという数年間を過ごしたのです。

しかし、私のようにベッドで寝ていた人ですら、「機能姿勢」は元気な人と同じように実践できます。誰でも寝入る前には姿勢を微調整するはずです。そのことを意識的に行えば、それが正しい「機能姿勢」なのです。

その「ホッ」とした感覚からあまり離れないように「機能姿勢」の実践を続けると、きっと私と同じように「春の日」がやってきて、外側から一条の光が差し込んでいる様子を静かに眺めることができます。その時、「機能姿勢」はあなたの大事な相棒となっているに違いありません。

もしも、この最も力強くどんな方法よりも小さな健康法を、正しく実践できているか確信が持てない時には、本書の巻末リストにある治療院に出掛けてください。直接指導を受ければ、「ああ、やっぱりそれで良かったんだ」と安心できるでしょう。元々誰もが知っている方法なのですから。

私の苦しみに満ちた少年時代、答えを探し続けた人生が、あなたのお役に立てるのならこれ以上の幸せはありません。

最後に、この本の出版にご尽力いただいた「三軸自在の会」役員各位、私のセミナーで懸命に訓練を積んでくださった認定治療院の皆様、スタッフの皆様、ＢＡＢジャパンの皆様、そして「三軸自在の会」の活動を見守ってくれた父と母に、私の家族に、深く感謝いたします。

池上悟朗

三軸自在の会　公認治療院

響きの杜クリニック	西谷 雅史	〒064-0802 北海道札幌市中央区南2条西27丁目1番9号
	山下 清子	〒028-6501 岩手県九戸郡九戸村荒谷14-6-2
満整体院	千葉 満廣	〒987-0902 宮城県登米市東和町米谷字日面119の2
アライメントバランス研究所	秋山 雅彦	〒963-8071 福島県郡山市富久山町久保田水口42
バランスラボ Miyabi	遠藤 雅也	〒962-0003 福島県須賀川市岩瀬森98-5
桑名整骨院	桑名 勇一	〒962-0053 福島県須賀川市卸町58 川合運輸ビル1F3号室
株式会社 岡本バランス研究所	岡本 満	〒962-0838 福島県須賀川市南町310-5（本店）
株式会社 岡本バランス研究所	岡本 優紀	〒962-0021 福島県須賀川市館取町4（支店）
株式会社 岡本バランス研究所	岡本 翼	〒962-0021 福島県須賀川市館取町4（支店）
バランス研究所 HERO	遠藤 裕	〒962-0001 福島県須賀川市森宿字ウツロ田40-58
あゆむ接骨院	前田 孝之	〒350-0465 埼玉県入間郡毛呂山町岩井西2-15-12
バランス整骨院	前野 安弘	〒350-0016 埼玉県川越市木野目1270-11
聖整体院	北原 康士	〒336-0017 埼玉県さいたま市南区南浦和2-40-12
☆バランス整骨院	花谷 博幸	〒353-0006 埼玉県志木市館2-7-2 ぺあもーる1階
バランス整骨院	星野 達則	〒353-0006 埼玉県志木市館2-7-2 ぺあもーる1階
バランス整骨院	塚本 健雄	〒353-0006 埼玉県志木市館2-7-2 ぺあもーる1階
花谷接骨院	花谷 貴之	〒354-0024 埼玉県富士見市鶴瀬東2-19-2
増田接骨院	増田 泉	〒354-0011 埼玉県富士見市水子2002-1
芦澤治療院	芦澤 慶之	〒367-0027 埼玉県本庄市五十子3-9-29
Harmony	中野 裕子	〒340-0815 埼玉県八潮市八潮2丁目14-5-201
	安樂 和久	〒351-0103 埼玉県和光市諏訪原団地1-9-103
	羽田 茂雄	千葉県
	羽田 真洋	〒272-0035 千葉県市川市新田2-16-4
☆石田歯科医院	石田 治	〒270-0164 千葉県流山市流山1-258-2
自然堂治療院	青木 章悟	〒270-0034 千葉県松戸市新松戸2-391 メゾンカワイ102
	岡田 正慶	東京都
東にっぽり接骨院	三木 賢一	〒116-0014 東京都荒川区東日暮里5-24-2
さとう整骨院	佐藤 実	〒144-0052 東京都大田区蒲田1-18-7
松本鍼灸接骨院	松本 安彦	〒143-0021 東京都大田区北馬込1-33-1 ヴァン・ヴェール1F
YBI梁川バランス研究所	梁川 芳明	〒143-0024 東京都大田区中央5丁目29の1-22号 ネオハイツ・ヴェルビュ
西村バランス治療院	西村 徳啓	〒135-0016 東京都江東区東陽5-15-4 エコーウィル東陽1B
小林研究所	小林 壽雄	〒142-0064 東京都品川区旗の台5-2-8
☆松井バランス研究所	松井 真一郎	〒151-0053 東京都渋谷区代々木1-36-6 代々木駅前ビル6F
押小路治療室	押小路 康忠	〒151-0053 東京都渋谷区代々木1-55-14 セントヒルズ代々木1301
市ヶ谷整骨院	西川 健司	〒162-0846 東京都新宿区市谷左内町1 山本ビル3F-A
(株)ラハス、プラチナ整骨院	田辺 晶子	〒162-0825 東京都新宿区神楽坂2-19 ギンレイビル301号
エヌ研究所	野中 万佐秀	〒154-0022 東京都世田谷区梅丘1-20-4-604
ソフト・バランス整体	鈴木 茂幸	〒157-0063 東京都世田谷区粕谷3-12-1-202
	相良 久美子	〒176-0012 東京都練馬区豊玉北4-2-2 グロウハイツ205
☆藤巻治療所	藤巻 由崇	〒176-0012 東京都練馬区豊玉北5-24-21
有限会社 デポル	望月 佐知子	〒176-0025 東京都練馬区中村南3-3-17　2階
三浦治療室	三浦 博	〒189-0001 東京都東村山市秋津町3-49-13
	嶺村 勇輔	〒189-0012 東京都東村山市萩山町3-9-12 クリードホワイトエンジェル202号
整体 はなみずき	鵜川 正直	〒191-0055 東京都日野市西平山5-45-10
	石岡 伸一	〒181-0013 東京都三鷹市下連雀7-14-8-101
	石岡 弓子	〒181-0013 東京都三鷹市下連雀7-14-8-101
ブルースカイ整骨院	織茂 英明	〒213-0015 神奈川県川崎市高津区梶ケ谷2-8-1
バランス整骨院 中原	野上 浩一郎	〒211-0041 神奈川県川崎市中原区下小田中2丁目10-26 第5中原ビル
指圧・整体処なかむら	中村 一	〒245-0023 神奈川県横浜市泉区和泉中央南1-23-5
渡辺せいたい研究所	渡辺 昭彦	〒223-0064 神奈川県横浜市港北区下田町6-20-7
りそら整体院	京谷 明弘	〒942-0004 新潟県上越市西本町3-8-8 エルマール2階
丸協	大川 英一	〒933-0856 富山県高岡市鐘紡町4-27
柴田秀喜接骨院	柴田 秀喜	〒939-1103 富山県高岡市戸出池田町1466-3
杉本接骨院	杉本 勇人	〒930-0305 富山県中新川郡上市町荒田4
北原治療院	北原 一秀	〒396-0211 長野県伊那市高遠町西高遠1017-3

☆印は役員

佐野カイロプラクティックオフィス	佐野 明文	〒399-3101 長野県下伊那郡高森町山吹 4660-2
きらら治療室	山田 恭正	〒392-0016 長野県諏訪市大字豊田 378-1
ボディーバランス上原	上原 考一	〒391-0011 長野県茅野市玉川 5383-18
CHIKAKO beaut・鍼灸治療院	勝見 智佳子	〒390-0303 長野県松本市浅間温泉 1-34-12
	倉科 有紀	〒399-0006 長野県松本市野溝西 2-11-12
テラ・コンディショニングルーム	寺澤 直樹	〒509-7726 岐阜県恵那市明智町吉良見 179-7
植松整骨院	植松 浩久	〒410-1127 静岡県裾野市平松 462-14
	杉村 高子	〒432-8011 静岡県浜松市中区城北 1-21-12
やまざき接骨院	山﨑 真吾	〒435-0028 静岡県浜松市南区飯田町 808-1-105
ちあき快福堂	窪井 正彦	〒491-0804 愛知県一宮市千秋町佐野字弁財天浦 3225-2
横井接骨院	横井 伸幸	〒470-1151 愛知県豊明市前後町善江 1735 パルネス 1 号館
	鳥居 文子	〒441-0211 愛知県豊川市御油町向山 292
田口接骨院	田口 聖竜	〒442-0851 愛知県豊川市野口町道下 48
ＴＣＭ鍼灸院	加藤 茂樹	〒470-1216 愛知県豊田市和会町鳥手 123-2
バランス整骨院名城	渡辺 孝治郎	〒468-0053 愛知県名古屋市天白区植田南 2-604 ユニーブル第 6 植田 1 階
サン接骨院	糟谷 三希	〒445-0806 愛知県西尾市伊藤町宮前 4-1
中村接骨院	中村 明彦	〒511-0242 三重県員弁郡東員町六把野新田 20-1
療術院こたに	小谷 泰実	〒610-0331 京都府京田辺市田辺棚倉 31-34
ふじもと整骨院	藤本 知博	〒606-8214 京都府京都市左京区田中南大久保町 69 リバティー東大路 1 F
井坂接骨院	井坂 敏之	〒610-0231 京都府綴喜郡宇治田原町立川西垣内 15-1
Medi-fit-sports メディ・フィット・スポーツ接骨院		大阪府
楽整堂	小倉 光二	〒563-0055 大阪府池田市菅原町 10-7
いけべ鍼灸整骨院	池辺 巧三	〒594-1136 大阪府和泉市仏並町 126-6
	比嘉 葉泉	〒568-0082 大阪府茨木市下音羽 381
新森桂整骨院	桂 寛章	〒535-0022 大阪府大阪市旭区新森 2-16-6
カナヤ鍼灸整骨院	金谷 直人	〒545-0001 大阪府大阪市阿倍野区天王寺町北 2-15-12
☆野崎徳州会病院	名島 将浩	〒536-0014 大阪府大阪市城東区鴫野西 1-2-24　ターメリックスクエア 401
たなか鍼灸整骨院	田中 邦明	〒536-0022 大阪府大阪市城東区永田 3-2-25-112
永井整骨院	永井 秀明	〒558-0033 大阪府大阪市住吉区清水丘 1-25-15
S-prime 整骨院	青木 桂子	〒540-0026 大阪府大阪市中央区内本町 1-4-10
うえ接骨院	上野 正樹	〒546-0041 大阪府大阪市東住吉区桑津 5-3-6　1 F
なかやま整骨院	中山 明利	〒546-0042 大阪府大阪市東住吉区西今川 4-15-21 グレイスアベリア 1 F
ゆうあい鍼灸整骨院	西郷 隆興	〒533-0012 大阪府大阪市東淀川区豊新 3 丁目 19-9-103
太田整骨院	太田 幸孝	〒547-0045 大阪府大阪市平野区平野上町 2-8-3
藪野接骨院	藪野 光	〒597-0073 大阪府貝塚市脇浜 1 丁目 1-14
ながひろ鍼灸整骨院	永廣 正則	〒576-0022 大阪府交野市藤が尾 4-1-7
北田接骨院	北田 祐一	〒582-0018 大阪府柏原市大県 3-13-18
にしかわバランス整体院	西川 博章	〒596-0825 大阪府岸和田市土生町 862-5
ゆうか整骨院	西山 隆司	〒599-8103 大阪府堺市東区菩提町 1-169-4
西村整骨・鍼灸院	西村 和代	〒569-1127 大阪府高槻市西真上 1 丁目 26 番 1 号
ヒロタ・美顔・整体（ヒロタ施術院）	広田 利雄	〒560-0085 大阪府豊中市上新田 3-2-7 ハイツ幸和 201
	坂東 雄太	〒561-0813 大阪府豊中市小曽根 1-1-9　グリシーヌ 306
いまむら整骨院	今村 圭一	〒561-0872 大阪府豊中市寺内 2-8-7-1 F
にしはら鍼灸院・整骨院	西原 治雄	〒577-0801 大阪府東大阪市小阪 2-15-14 ミドービル 1 階
もろた整骨院	諸田 英男	〒583-0035 大阪府藤井寺市北岡 2-2-29
整体院スリーバランス	植屋 浩幸	〒573-1105 大阪府枚方市南楠葉 1-13-5 サウスコート 102
ますだ針灸整骨院	増田 直紀	〒673-0005 兵庫県明石市小久保 2 丁目 11-6-201
フルヤ鍼灸整骨院	古谷 昌史	〒659-0027 兵庫県芦屋市若宮町 4-8-113
	寺内 剛	〒661-0026 兵庫県尼崎市水堂町 2 丁目 8-4-306
西村接骨院	西村 伊史	〒660-0053 兵庫県尼崎市南七松町 1-1-11-101
福原接骨院	福原 秀夫	〒661-0035 兵庫県尼崎市武庫之荘 2-3-1 福助ビル 4F
あさひ整骨院	浅井 秀晃	〒664-0864 兵庫県伊丹市安堂寺町 3-3-5-102 ウインドフォーイタミ 1 階
岡本接骨院	岡本 浩明	〒654-0024 兵庫県神戸市須磨区大田町 1-3-30 ラヴィール須磨 102
三宅接骨院	長谷川 瑠璃	〒651-0077 兵庫県神戸市中央区日暮通 4-2-6 ダイワマンション 602
太陽鍼灸整骨院	吉村 成哲	〒653-0036 兵庫県神戸市長田区腕塚町 4-4-7
太陽鍼灸整骨院	文 和史	〒653-0036 兵庫県神戸市長田区腕塚町 4-4-7

六甲道ＳＯＲＡ治療院	大坂 浩之	〒657-0028	兵庫県神戸市灘区森後町 2-1-10 サンビルダー六甲駅前 201
山﨑接骨院	山﨑 国雄	〒658-0014	兵庫県神戸市東灘区北青木 4-17-26
☆三宅接骨院	三宅 安道	〒658-0011	兵庫県神戸市東灘区森南町 3-1-13-103 号
こはま接骨院	山下 匡人	〒665-0827	兵庫県宝塚市小浜 3-10-2
桃の花針灸院	駒井 知佳子	〒662-0052	兵庫県西宮市霞町 3-14
中村接骨院	中村 仁一	〒663-8035	兵庫県西宮市北口町 8-8
比呂整骨院	川上 比呂	〒663-8232	兵庫県西宮市津門宝津町 11-18 松浦ビル１Ｆ
	坂本 頌太	〒679-0303	兵庫県西脇市黒田庄町前坂 542-2
	山本 純志	〒671-1156	兵庫県姫路市広畑区小坂 210-5
山根整骨院	山根 伸丈	〒632-0016	奈良県天理市川原城町 368-1
ひろ接骨院	中村 宏史	〒630-8306	奈良県奈良市紀寺町 672-12
アシュラム均整	石川 昌則	〒680-0821	鳥取県鳥取市瓦町 470
さかき鍼灸整骨院	原 桂子	〒683-0805	鳥取県米子市西福原４丁目８番 33 号
気療塾　天心	小林 敬事	〒709-0706	岡山県赤磐市佐古 795-1
くれ操健院	屋敷 真一	〒737-0823	広島県呉市海岸４丁目 13-2
はるか鍼灸整骨院	寺井 里江	〒774-0047	徳島県阿南市下大野町渡り上り 640
三軸ラボ　ツクシ	濱 郁夫	〒816-0911	福岡県大野城市大城 4-21-15
ポテンシャル・ゲート	村山 茂	〒816-0802	福岡県春日市春日原北町 3-25 丸洋ビル 205
打和歯科医院	打和 貞亮	〒807-1102	福岡県北九州市八幡西区香月中央 2-1-8
打和矯正歯科医院	打和 寛信	〒810-0001	福岡県福岡市中央区天神 2-13-18 天神ホワイトビル４Ｆ
なかしま整骨院	中島 国成	〒800-0352	福岡県京都郡苅田町富久町 2-20-4
楽我院・バランス研究所	辻 修一	〒839-0862	福岡県久留米市野中町 927-1
湯村鍼灸整骨院	湯村 政彦	〒822-0001	福岡県直方市感田 2156-1
☆あーす☆わーくす	田代 修一	〒810-0041	福岡県福岡市中央区大名 2-10-31 ネオハイツ天神 405
	鍋山 孝治	〒819-0367	福岡県福岡市西区西都 1-1-27-702
	西村 弘美	〒811-1362	福岡県福岡市南区長住 7-20-2
	立石 麻美	〒840-0016	佐賀県佐賀市南佐賀 3-9-26　B -203
黒岩整骨院	黒岩 義昭	〒849-2204	佐賀県武雄市北方町大崎 2110-10
はやしだ整骨院	林田 昭彦	〒851-0133	長崎県長崎市矢上町 20-6 グローバル矢上 104
藤田治療院	藤田 晃治	〒859-5361	長崎県平戸市紐差町 1403
なかもり整骨院	中森 臣	〒871-0015	大分県中津市牛神 1-11-1
和の郷治療院	重久 健二	〒899-7513	鹿児島県志布志市有明町山重 10835
いれいはりきゅう院	伊禮 伸子	〒904-2215	沖縄県うるま市みどり町 3-20-4
いれいはりきゅう院	伊禮 温子	〒904-2215	沖縄県うるま市みどり町 3-20-4
KOYABU 美容健康院	小薮 まさし	〒900-0006	沖縄県那覇市おもろまち 1-2-17-301 アイワプラザ
KOYABU 鍼灸整骨院	小薮 香枝子	〒900-0024	沖縄県那覇市古波蔵 3-8-26-101

三軸自在の会　賛同会員

ホテルなにわ	安田 高之	〒010-0001	秋田県秋田市中通 6-18-27
吉田歯科医院	吉田 孝重	〒453-0015	愛知県名古屋市中村区椿町 1-34
芦澤治療院	芦澤 慶之	〒367-0027	埼玉県本庄市五十子 3-9-29
大門整体院	井上 誠	〒105-0012	東京都港区芝大門 1-2-5
はまだ整骨院	濱田 雄大	〒655-0033	兵庫県神戸市垂水区旭が丘３-１-２５
にゃんこ助産院	呉 照美	〒444-2121	愛知県岡崎市鴨田町池内 93-5
	塚本 美和子	〒319-0314	茨城県水戸市赤尾関町 609
島本研究所	島本 武史	〒339-0051	埼玉県さいたま市岩槻区南平野 2-18-16
	小西 卓		奈良県
	由利 憲生	〒099-1364	北海道常呂郡置戸町字秋田 281-8
有限会社 デポル	望月 佐知子	〒176-0025	東京都練馬区中村南 3-3-17　２階
	田守 栄作	〒331-0057	埼玉県さいたま市西区中野林 301-2
	氷室 秀知	〒815-0071	福岡県福岡市南区平和 2-10-21
バランス調正院	小澤 佳代子	〒329-2334	栃木県塩谷郡塩谷町大久保 1674-6
	和田 都	〒617-0844	京都府長岡京市調子 1-19-8-403
	松本 弘康	〒437-0067	静岡県袋井市天神町 3-11-2

☆印は役員

著者◎池上悟朗　Goro Ikegami

三軸自在の会主宰。1961 年、三軸修正法開発者・池上六朗の長男として、長野県松本市に生まれる。10 歳で原因不明の体の不調から徐々に半身不随となり、余命半年の診断を受ける。その後、父と二人三脚による様々な治療研究から、健康法の根本となる「機能姿勢」に気づき実践を続け、奇跡的に回復。1981 年、国立富山商船高等専門学校卒業。その後、株式会社グロリア代表取締役社長。2012 年、感情のコントロール法「Q メソッド」を完成させ、セミナー活動を開始。また、各地で三軸修正法の講師を務めている。

◎池上研究所ホームページ
　http://www.sanjiku.org

◎三軸修正法ホームページ
　http://www.sanjiku.com　（三軸修正法を学ぶ）

◎ Q メソッドホームページ
　http://qmethod.jp　（最強のメンタルパワーを得る）

イラスト●小林みどり
本文レイアウト●戸塚雪子
装丁デザイン●中野岳人

人類史上、最もカンタンな"健康法"

「機能姿勢」に気づく本

たった数ミリ動くだけで楽になり、見える世界が変わる!

2015年5月25日　初版第1刷発行
2015年6月20日　　　第2刷発行

著　者　　池上悟朗
発行者　　東口敏郎
発行所　　株式会社BABジャパン
〒151-0073 東京都渋谷区笹塚1-30-11 中村ビル
TEL　03-3469-0135　　FAX　03-3469-0162
URL　http://www.bab.co.jp/
E-mail　shop@bab.co.jp
郵便振替 00140-7-116767
印刷・製本　大日本印刷株式会社

ISBN978-4-86220-907-8 C2077

BOOK & DVD Collection

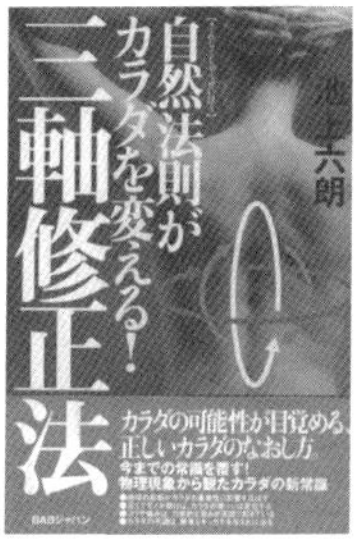

自然法則がカラダを変える！

三軸修正法

物理現象から観たカラダの新常識。三軸修正法は、自然法則からヒトのカラダの再認識を目指します。そこから生み出された科学的な治療法は、凝りや歪みを瞬時になおすことが可能です。

■目次：池上先生のこと―内田樹／万有引力をカラダに活かす／プレセッションで三軸修正／コリオリの力と柔軟性／カラダの中の浮力／アライメントを直すと治る／その他

●池上六朗 著　●四六判　●288頁　●本体2,000円+税

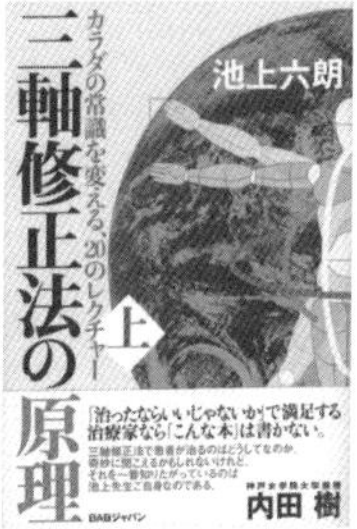

三軸修正法の原理 上巻

カラダの常識を変える 20 のレクチャー

20 の講話が、アナタのカラダ観を変える！　10年以上前に発刊され、絶版となって久しく、ファンの間で幻の書として復刊を待望されてきた、池上六朗氏の処女作「カラダ・ボンボヤージ 三軸修正法の原理」の新装版。

■目次：コンセプト／ポジション／三軸自在／引き合う力／エントロピー／粒子／重力／カラダの構造／コリオリカ／方位と曲げやすさ

●池上六朗 著　●四六判　●332頁　●本体1,900円+税

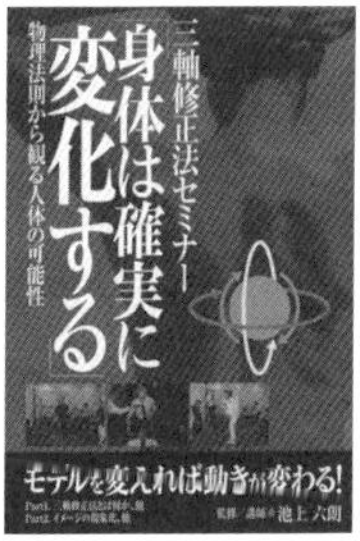

DVD　三軸修正法セミナー

身体は確実に変化する

様々な事例を通して三軸修正法の実際を紹介。 身体の安定や柔軟性、動きの滑らかさ、そして個と個の関係性など。 人体をごく小さな粒子の充積体として捉え全ての状況を必要最小限の物理法則で解釈。 単純な動きと意識の違いで、身体は確実に変化する !!　講師◎池上六朗

■内容：第1部（三軸修正法とは何か、三軸の実際、微粒子に働きかける、自転の影響、向きを考える、コリオリの力、空間での影響、感じる大切さ、他）／第2部（三軸の実際、発想を柔軟にする、振動と整列、イメージの現象化、投げとプレセッション、ベクトルとは、三軸の体感、他）

●収録時間102分　●本体9,524円+税

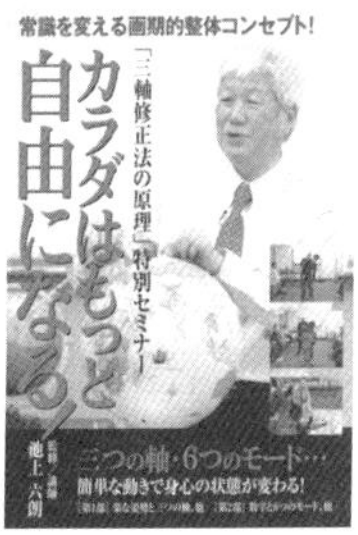

DVD　『三軸修正法の原理』 特別セミナー

カラダはもっと自由になる

簡単な動きで身心の状態が変わる！　物理法則と簡単な動きで、身心を整えていく画期的な整体コンセプト「三軸修正法」。 本巻はその基本と実践例を豊富なボディワークを通して詳しく講習していきます。 講師◎池上六朗

■収録内容：◎ Part1（74 分）…自然界との関わりと変化の予測・楽な姿勢と三つの軸・三つの軸を回転させる・状態は相手に伝わる・同じ状態は一秒も続かない・コヒーレンスと状態の変化・イメージでも状態は変わる・その他

◎ Part2（59 分）…三つの軸の原理と働き・プレセッションという現象・数字と 6 つのモード・様々な部位への対応・地球の自転と人間の変化・その他

●本体9,000円+税

BOOK Collection

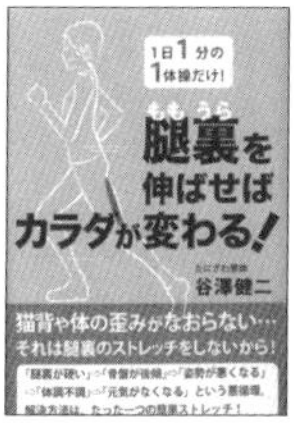

1日1分の1体操だけ

腿裏を伸ばせばカラダが変わる!

「姿勢の悪さ」「体調不良」「運動音痴」の正体は、腿裏の“硬さ”にあった！ 不調のある人の多くは「腿裏が硬い」という特徴に着目。腿裏に利く簡単ストレッチを紹介！ さらに骨格の説明、日常動作の改善方法まで、多数のイラストでやさしく解説します。 ■目次：あなたの腿裏は大丈夫?／「整体の型」から腿裏の使い方を学ぶ／1日1分の腿裏ストレッチ／からだの取扱説明書／他

●谷澤健二 著 ●四六判 ●172頁 ●本体1,300円+税

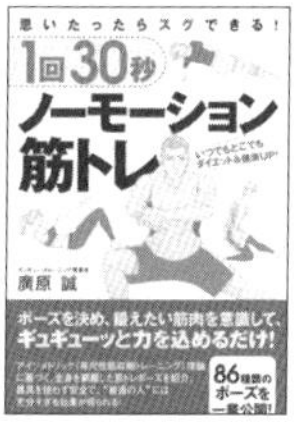

1回30秒 ノーモーション筋トレ

86種類のポーズを一挙公開！

ポーズを決め、鍛えたい筋肉を意識して、ギュギューッと力を込めるだけ！ いつでもどこでもダイエット&健康UP！ アイソメトリックス（等尺性筋収縮トレーニング）理論に基づく全身を網羅した筋トレポーズを紹介。器具を使わず安全で、“普通の人”には充分すぎる効果が得られる！ 護身武道・心体育道の廣原誠師による新トレーニング法を公開!!

●廣原誠 著 ●四六判 ●224頁 ●本体1,300円+税

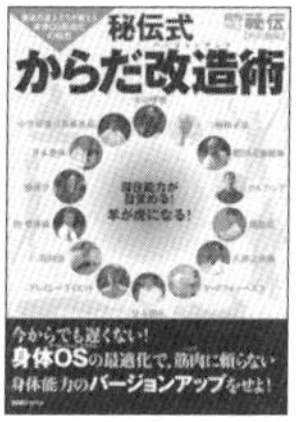

秘伝式 からだ改造術

「月刊秘伝」掲載した身体が内側から目覚める、秘伝式トレーニングメソッド集。「内臓力を鍛えよ！」（小山 一夫／平直行／佐々木了雲／中山隆嗣）／「身体再起動法」（真向法 佐藤良彦／井本整体 井本邦昭／池上六朗／皇方指圧 伊東政浩）／「日常生活で身体を変える」（松原秀樹／野口整体 河野智聖／ロルフィング 藤本靖／八神之体術 利根川幸夫）

●月刊秘伝 特別編集 編 ●B5判 ●160頁 ●本体1,500円＋税

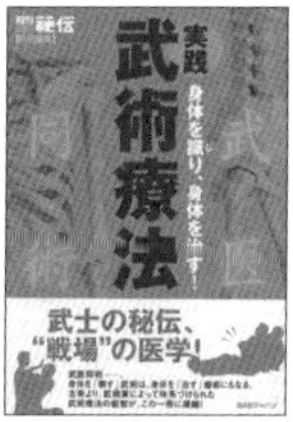

実践 武術療法 身体を識り、身体を治す!

武医同術――。身体を「壊す」武術は、身体を「治す」療術にもなる。古来より、武術家によって体系づけられた武術療法の叡智が、この一冊に凝縮！ ■目次：古流柔術と柔道整復術／関口流富田派整体術／石黒流骨法療術の妙技／ツボの世界と武的感性／武道に活かす整体の知恵／柔術が秘めた力／骨の読み方／武術活法の世界／その他 ※付録殺活術の歴史

●月刊秘伝 特別編集 編 ●A5判 ●200頁 ●本体1,600円＋税

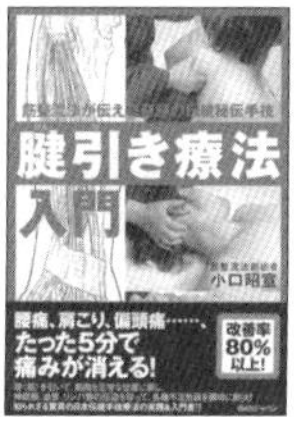

腱引き療法入門

筋整流法が伝える奇跡の伝統秘伝手技

知られざる驚異の日本伝統手技療法の実践＆入門書。ごく短い時間で、体の不調を根本原因から改善するいうとても効果の高い、幻の身体調整法を紹介。目次：腱引きの魅力と筋整流法／筋整流法·腱引き療法の基本的な考え方／筋整流法の施術の概要／基本施術（初級）の流れ／簡単·筋整流法体操／その他

●小口昭宣 著 ●A5判 ●224頁 ●本体1,600円+税